LES BIENFAITS DU VINAIGRE

Découvrez ses 1001 utilisations

C'est naturel, c'est ma santé

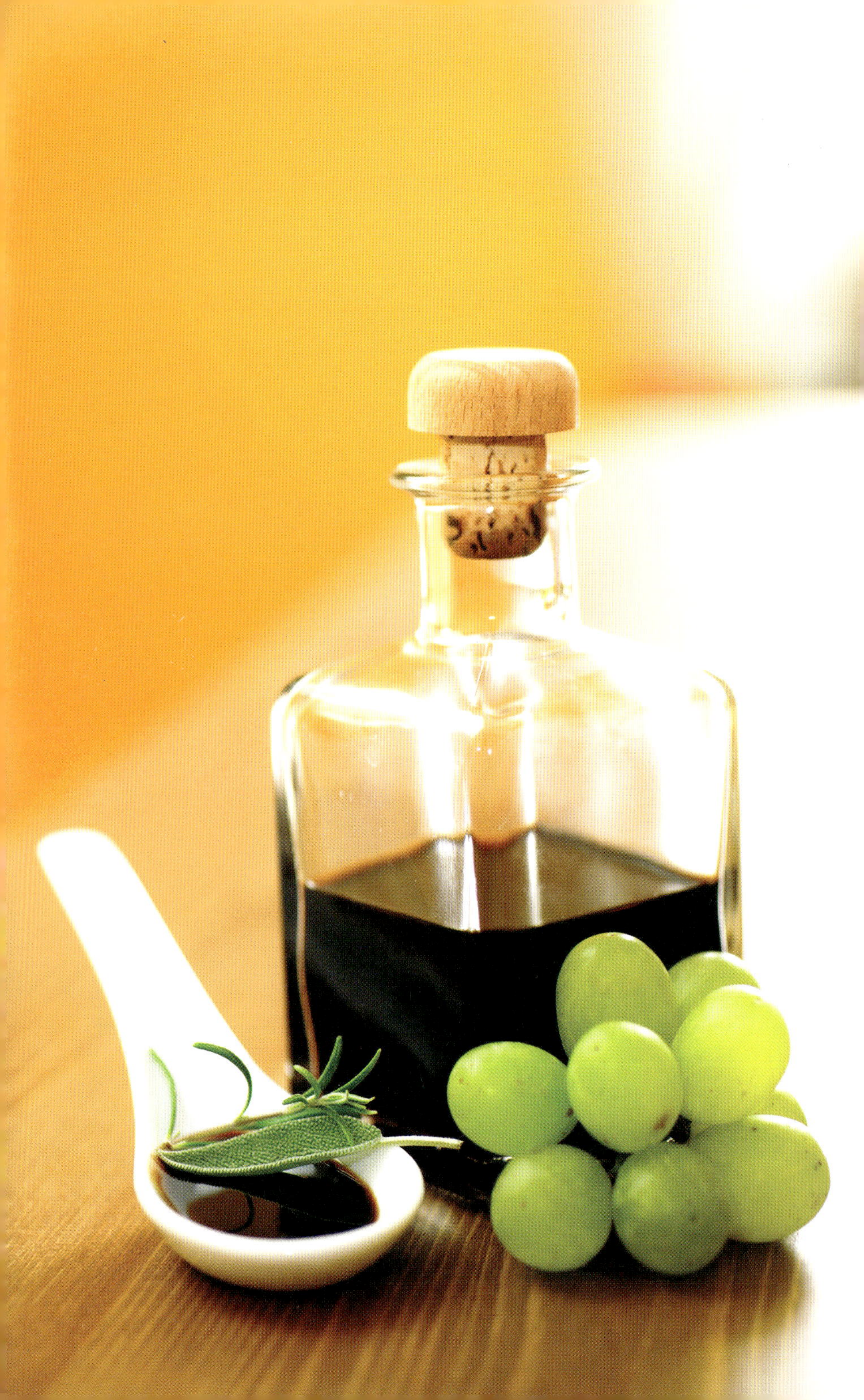

LES BIENFAITS DU VINAIGRE

Découvrez ses 1001 utilisations

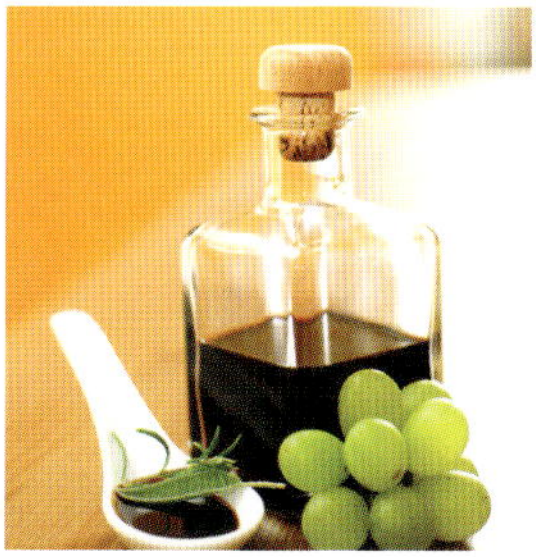

Alessandra Moro Buronzo

EDITIONS Alpen

Alpen Éditions
9, avenue Albert II
98000 Monaco

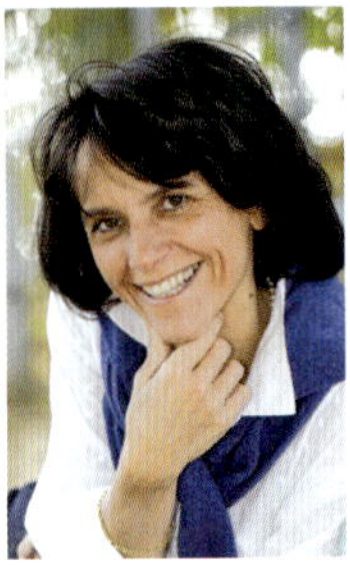

Alessandra Moro Buronzo est naturopathe, conseillère en fleurs de Bach et licenciée en psychologie. Auteur et journaliste, elle a publié dans plusieurs ouvrages sa passion pour les méthodes naturelles :
La naturopathie, Alpen ;
Programme détox, Alpen ;
Les incroyables vertus du curcuma, Jouvence ;
Nettoyez bien, nettoyez écolo, Jouvence ;
Grand livre des huiles essentielles, Hachette ;
Se soigner avec un guérisseur, Alpen.

9, avenue Albert II
MC - 98000 MONACO
Tél. : *00377 97 77 62 10*
Fax : *00377 97 77 62 11*

Direction :
Christophe Didierlaurent
Suivi éditorial :
Fabienne Desmarets
Mise en page et infographie :
Stéphane Falaschi

Crédits photos :
RMN, Fotolia, Image state, Image 100, Fancy, Photo Alto, Digital vision, Image source.

Dépôt légal : *2012*

Imprimé en France

imprimé sur du papier issu de forêts gérées durablement

Introduction

Lorsque l'on cherche dans le dictionnaire la signification du mot « vinaigre », on apprend qu'il s'agit d'un liquide aux différentes couleurs, qui vont du blanc transparent au rouge le plus intense, et qui est obtenu par la fermentation acétique du vin ou à partir d'autres dilutions alcooliques.

Vous avez peut-être l'impression de bien le connaître car vous l'employez régulièrement tous les jours en cuisine. Mais savez-vous précisément tout ce que vous pouvez faire avec du vinaigre ?

Avez-vous idée du nombre de vinaigres mis à votre disposition dans le commerce ?

Comment pouvez-vous utiliser le vinaigre ? Seulement pour assaisonner votre salade ?

AVERTISSEMENT

Les informations contenues dans ce livre ne peuvent pas remplacer un avis autorisé. Avant toute automédication, consultez un médecin ou un pharmacien qualifié.

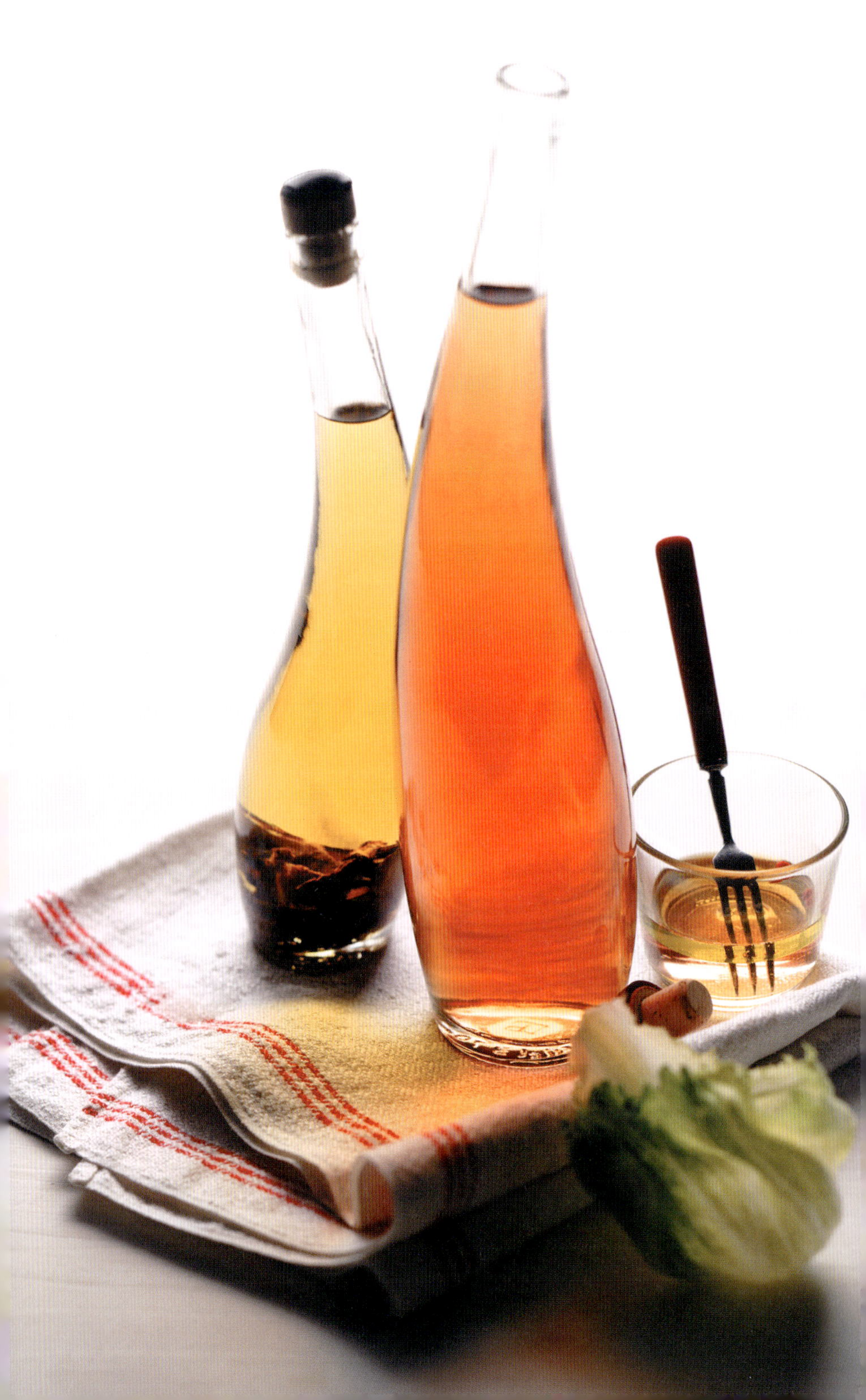

Savez-vous que le vinaigre de cidre contient beaucoup de nutriments et qu'il est en mesure de soulager un certain nombre de « bobos » au quotidien ?

Connaissez-vous la différence entre le vinaigre balsamique et le vinaigre de Xérès ?

Êtes-vous conscient que le vinaigre blanc peut se transformer en une véritable fée du logis ? Qu'il est capable de détacher, désinfecter, nettoyer un très grand nombre de surfaces à l'intérieur de votre appartement ?

Et si l'on vous disait que le vinaigre peut également vous donner une belle peau ?

Une fois la lecture de ce livre achevée, vous vous rendrez compte que vous connaissiez mal le vinaigre. Ce petit liquide aigre nous rend service au quotidien, sous plusieurs formes, de plus, il est écologique et souvent pas cher. Pour notre santé, pour notre beauté et pour la propreté de notre intérieur et de notre linge, le vinaigre est désormais indispensable dans nos placards.

TABLE DES MATIÈRES

L'HISTOIRE DU VINAIGRE 10

Comment obtient-on du vinaigre? 14

La méthode traditionnelle ou la méthode d'Orléans 16

La méthode moderne ou industrielle 18

Le vinaigre : un produit règlementé 20

DU VINAIGRE ET DES VINAIGRES 22

Les différents types de vinaigres 22

Le vinaigre fait maison 28

La matière première 30

Le mycoderme ou la mère de vinaigre 32

Le vinaigre balsamique : sa majesté le vinaigre 34

Le vinaigre de cidre : un élixir de la nature 36

Aromatiser les vinaigres 38

LE VINAIGRE EN CUISINE 40

Les astuces de grands-mères en cuisine 41

Le vinaigre et la vinaigrette 46

Le vinaigre et les conserves 48

Comment conserver les légumes et les fruits au vinaigre? 49

Vinaigre, chutney et marinades 50

LE VINAIGRE ET LA SANTÉ 52
Les grands points forts du vinaigre pour la santé 54
Le vinaigre, un compagnon pendant la saison froide 56
Le vinaigre pour les problèmes de peau 58
Le vinaigre et la digestion 60
Le vinaigre pour le squelette et les muscles 61
Et encore... 62

LE VINAIGRE ET LA BEAUTÉ 66
Les cheveux 66
Le vinaigre et la peau 68
Le vinaigre de toilette 70

LE VINAIGRE DANS LA MAISON 72
Dans la salle de bain 76
Le vinaigre dans la cuisine 78
Dans toute la maison 82
Le vinaigre au service des tissus 86
Le vinaigre blanc pour enlever les tâches sur les tissus 88
Le vinaigre dans le jardin et pour les animaux de compagnie 90

BIBLIOGRAPHIE 94

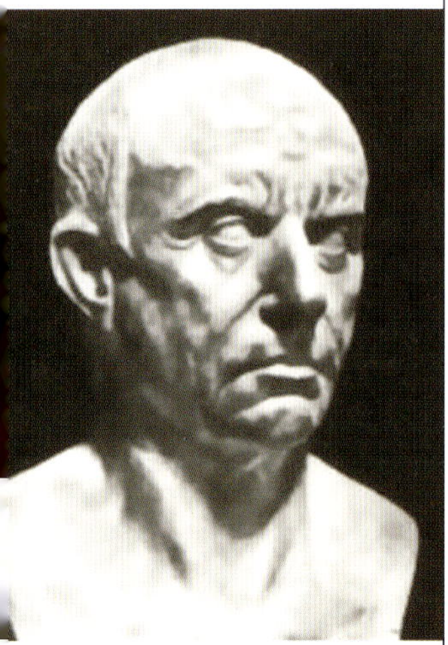

Caton

L'HISTOIRE DU VINAIGRE

Depuis quand le vinaigre existe-t-il ? Et comment l'être humain est-il parvenu à obtenir ce liquide ? Ne nous laissons pas tromper par les mots ! En effet, dès que nous le nommons, le vinaigre nous fait penser au vin dont la saveur est devenue « aigre ». Cependant, vinaigre ne rime pas qu'avec vin, car on sait qu'il n'est pas nécessaire d'avoir du vin pour obtenir du vinaigre ! L'histoire nous le confirme, car il semblerait que le vinaigre ait fait son apparition bien avant le vin. En effet, l'être humain a sûrement dû connaître très tôt dans son évolution, le processus de fermentation causé par la dégradation de quelques fruits sucrés.

L'époque Mésopotamienne

Certainement avant de connaître le vinaigre de vin, les hommes ont expérimenté d'autres types de vinaigres, selon les régions et la nourriture à disposition : le vinaigre de miel, celui de riz en Asie ou le vinaigre de jus de fruits un peu partout dans le monde.

En ce qui concerne la découverte du vinaigre de vin, elle a peut-être eu lieu par hasard.

Elle est probablement née grâce à l'observation des processus qui se mettaient en route lorsqu'on laissait le vin ouvert et au contact de l'air pendant longtemps.

Petit à petit, à force d'observation et d'expérience, les hommes se sont aperçus que le liquide ainsi obtenu possédait de nombreuses propriétés.

Il servait à conserver un grand nombre d'aliments, il permettait de soigner certaines maladies et de les prévenir, il donnait également force et tonus aux êtres humains tout en montrant son utilité en cuisine pour relever la saveur de certains plats. Le vinaigre avait donc déjà dévoilé un bon nombre d'atouts depuis l'Antiquité.

- **Les Égyptiens** de l'ancienne Égypte connaissaient déjà le vinaigre comme en témoigne des traces de fabrication découvertes par les scientifiques. Ils utilisaient déjà le vinaigre dans le processus d'embaument de leurs morts et ils mettaient des conteneurs remplis du précieux liquide dans les tombeaux, probablement afin de purifier l'atmosphère.

- **Chez les Anciens Grecs**, le vinaigre était largement utilisé. Hippocrate (vers 460 av. J.-C - vers 370 av. J.-C), considéré comme le père de la médecine moderne, connaissait déjà le vinaigre, qu'il donnait comme remède à ses patients. Il le recommandait surtout pour les problèmes de peau, contre les infections et pour protéger les articulations.

Le médecin grec Discoride (vers 40 – vers 90) en parle à plusieurs reprises comme un produit ayant des vertus digestives et capable de guérir des problèmes d'ordre respiratoire.

Caton le censeur

En parlant du célèbre homme d'État et écrivain romain, Caton le censeur, l'auteur grec Plutarque (v. 46 - v. 120) dans son œuvre, *Vies parallèles des hommes illustres*, écrit : «A l'armée il ne buvait que de l'eau ; seulement, lorsqu'il éprouvait une soif ardente, il demandait du vinaigre ; ou, s'il sentait ses forces trop affaiblies, il prenait, en petite quantité, du vin médiocre.»

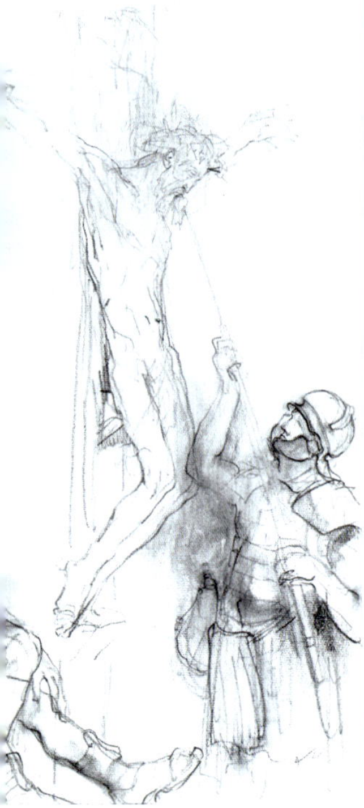

Le vinaigre après J.C.

• **Les Romains** étaient des grands connaisseurs de vinaigre. Pour le conserver, ils le mettaient dans un conteneur spécialement conçu, appelé l'acétabule (Le mot « acetum », en latin signifie vinaigre). Les soldats romains buvaient un mélange d'eau et de vinaigre, que l'on nommait à l'époque le « vin des soldats » ou « posca ». Cette boisson était réputée comme étant stimulante et capable de combattre plusieurs maux.

Mais la réputation de ce mélange d'eau et de vinaigre ne reste pas cantonnée dans la ville de Rome, elle se répand dans plusieurs parties du monde, grâce à ses vertus rafraîchissantes, digestives et désinfectantes. Les Romains utilisaient le vinaigre également dans la cuisine, comme le témoigne le fameux gastronome Apicius (vers 25 av. J.-C. – vers 37 ap. J.-C.) qui n'hésite pas à l'employer dans plusieurs de ses recettes.

Le vinaigre se fait progressivement connaître dans le monde entier grâce à son pouvoir à conserver les aliments et tout comme pour ses vertus thérapeutiques. En effet, de nombreux médecins du passé ont vanté les mérites du vinaigre.

Au cours de l'histoire, le vinaigre a trouvé son utilité pour palier au manque d'hygiène (on imbibait un mouchoir dans du vinaigre lorsqu'on ne voulait pas sentir les mauvaises odeurs) et pour essayer de se protéger contre les maladies contagieuses (on aspergeait le corps et les vêtements de vinaigre pendant les épidémies pour ne pas être contaminé).

• **Au Moyen-Âge**, le vinaigre est très utilisé comme désinfectant. Pour se protéger de la peste qui touchait une grande partie de l'Europe, les gens frottaient leur peau avec du vinaigre pur ou dans lequel ils avaient fait macérer des épices et des plantes.

Cette vertu du vinaigre fera plus tard naitre le « vinaigre des quatre voleurs ». Les dates ne sont pas certaines, mais il paraît qu'entre le XIVe et le XVIIIe siècle, quelque part en France, lors de la peste, quatre voleurs utilisaient un liquide pour se protéger lorsqu'ils pillaient les maisons et les cadavres. Ils buvaient et se frottaient la peau avec un vinaigre qui les protégeait complètement de la maladie et de la contamination. L'efficacité de ce remède fut tellement flagrante que sa renommée est arrivée jusqu'à nos jours.

• **En France** c'est en 1394 que l'on créa la communauté des Vinaigriers et que l'on commença à se servir de plus en plus du vinaigre dans la cuisine. Les savants cherchent à découvrir les secrets de ce liquide dont la composition reste encore mystérieuse. C'est à Pasteur que l'on doit la découverte du processus de transformation de l'alcool en acide acétique. Il découvre en effet en 1865 la présence de la bactérie *mycoderma aceti*, qu'il pensait au début être un champignon.

Le vinaigre dans la Bible

Le vinaigre est à plusieurs reprises nommé dans la Bible. Dans un des plus forts passages du livre sacré, le moment de la crucifixion, on lit : «Un vase était là, rempli de vinaigre. On mit autour d'une branche d'hysope une éponge imbibée de vinaigre et on l'approcha de sa bouche. Quand il eut pris le vinaigre, Jésus dit : "C'est achevé" et inclinant la tête, il rendit l'esprit.»

Comment obtient-on du vinaigre?

Pour arriver au vinaigre, il faut partir...du sucre ! Aussi étrange que cela puisse paraître, le sucre est la base du processus de la double fermentation nécessaire afin d'obtenir du vinaigre. Voyons de plus près ce qui se passe au niveau chimique.

Tous les aliments, (d'origine agricole comme le stipule la réglementation), qui contiennent du sucre peuvent être utilisés pour obtenir du vinaigre. Dans la liste, nous y trouvons donc : les raisins, les pommes, les betteraves...

En effet, lorsqu'il fermente, grâce à l'action de certaines levures, le sucre dans un premier temps donne naissance à des produits alcoolisés. Si l'on reprend les fruits cités en exemple, nous pouvons alors obtenir, du vin, du cidre et de l'alcool. A ce stade, ce sont les acétobacters, (des agents biologiques de la famille des *Acetobacteriaceae*), qui agissent lorsque l'alcool est laissé en contact avec l'air (donc avec l'oxygène) et qui permettent la fermentation acétique. Autrement dit, ce sont ces bactéries qui permettent à l'alcool de se transformer en vinaigre.

La transformation acétique se fait normalement dans un endroit chaud (entre 25 et 30°C). Au niveau chimique c'est l'éthanol contenu dans l'alcool qui en réagissant avec l'oxygène donne naissance à l'acide acétique et à l'eau. En formule cela se traduit ainsi :

C2H6O	+	O2	=	C2H4O2	+	H2O
Ethanol		*oxygène*		*acide acétique*		*eau*

Résumé

		transformation alcoolique		*transformation acétique*
Raisin (sucre)	→	Vin (alcool)	→	Vinaigre de vin
Pomme (sucre)	→	Cidre (alcool)	→	Vinaigre de cidre
Betterave (sucre)	→	Alcool	→	Vinaigre de cristal ou vinaigre d'alcool

Comment savoir si la transformation acétique est en train de se réaliser?

La bactérie qui agit sur l'alcool ne peut vivre qu'au contact de l'air, donc à la surface du liquide. Vous pouvez apprécier son travail lorsque vous voyez une pellicule transparente, fine comme un voile, se former sur la surface. Cette substance s'appelle le « mycoderme », même s'il est bien plus familièrement connu sous le terme de « mère » du vinaigre. Le mycoderme a besoin d'être au contact de l'oxygène pour se développer petit à petit et donner ainsi naissance à la transformation chimique qui avec le temps, conduit au vinaigre.

Ce processus de formation du mycoderme est fondamental car il constitue la base de la fabrication du vinaigre ! Il doit toujours avoir lieu indépendamment du procédé choisi pour la production (méthode artisanale ou industrielle). Sans la formation et le développement du mycoderme, le vinaigre n'existerait pas !

Attention !

Il faut rester vigilant sur l'identité de la mère de vinaigre. Cette dernière est bien le voile qui se forme sur la surface du liquide et non pas la masse plus lourde, un peu gélatineuse, de couleur rougeâtre, que l'on trouve souvent dans le fond de certaines bouteilles. Cette masse est souvent confondue avec la mère, mais elle n'a rien à voir. Ce n'est qu'une partie du mycoderme qui est tombée et qui, n'ayant plus la possibilité d'être en contact avec l'air, continue à se nourrir de l'oxygène qui reste dans l'acide acétique. Elle ne peut donc plus engendrer de processus de fermentation acétique.

La méthode traditionnelle ou la méthode d'Orléans

Depuis le Moyen Age, la ville d'Orléans a lié son nom à celui du vinaigre. Le lien entre cette ville et le vinaigre vient de la position géographique de la première.

Port important sur la Loire, Orléans accueillait à l'époque les bateaux qui transportaient du vin.

Les voyages le long du fleuve étant longs, le vin n'arrivait pas à Orléans dans les meilleures conditions. La fermentation ayant déjà en partie commencée, le processus conduisant à la production du vinaigre devint ainsi bien plus facile.

La corporation des vinaigriers, buffetiers, sauciers et moutardiers vit ainsi le jour en 1394 et le vinaigre commença à y être produit grâce à ce procédé particulier qui permet à la bactérie *mycoderma aceti* de transformer le vin en vinaigre. Le succès des vinaigriers est alors assuré et augmente à tel point que le roi Henri III, en 1580, décide d'en réglementer l'activité. La ville d'Orléans devint alors la « capitale » du vinaigre et à la Révolution Française, c'est ici que l'on compte environ la moitié de la production nationale. On s'intéresse à la méthode de fabrication et le chimiste Chaptal (1756-1832), dans son Traité de chimie, décrit le premier la méthode pratiquée par les vinaigriers d'Orléans.

La maison Dessaux Fils

Il n'est pas étonnant de retrouver à Orléans -au cours du XIXè siècle- la première vinaigrerie du monde. Il s'agit de la célèbre maison Dessaux Fils, fondée en 1824. La belle et prospère histoire industrielle de cette maison se termine en 1965, lors du rachat de la maison par la société Amora.

La réputation de la qualité obtenue à Orléans se fait également grâce à la sélection des vins utilisés pour la fabrication des vinaigres. Elle s'est maintenue au cours du temps et est encore vraie de nos jours, même si la production est fortement réduite (on est loin des valeurs de production enregistrées pendant la Révolution Française!).

En quoi consiste au juste la méthode de production d'Orléans?

Le vin est mis dans des fûts de chêne dans lesquels il y a déjà un peu de vinaigre. Le liquide est laissé à une température constante d'environ 30°C pendant quelques semaines. Grâce à un système d'aération (on pratique une série de trous -chaque trou est appelé « œil »- dans les fûts), le liquide est continuellement au contact de l'air qui circule. Ceci permet aux acétobacters de se nourrir et de se développer à la surface grâce à la présence d'oxygène, un élément indispensable dans la fermentation acétique. Le vinaigre, que l'on obtient ainsi spontanément, est laissé ensuite pendant des mois dans d'autres très grands fûts de chêne. Il est ensuite mis en bouteille et commercialisé.

La méthode de fabrication d'Orléans est la plus connue des méthodes traditionnelles de fabrication de vinaigre.

La maison Martin Pouret

La tradition du vinaigre continue à se perpétuer dans la ville d'Orléans. La maison Martin Pouret est encore installée dans la ville d'Orléans (au 236 Faubourg Bannier) depuis 1797! Six générations de producteurs se sont succédées à la tête de l'entreprise et la maison continue à proposer du vinaigre en suivant et en respectant la méthode traditionnelle de fabrication.

La méthode moderne ou industrielle

La méthode moderne ou industrielle est celle qui s'oppose à la méthode traditionnelle.

Même si la première est désormais la plus pratiquée dans le monde entier, elle n'est pas comparable qualitativement à celle qui respecte la tradition. La modernité impose des temps rapides de production et la fabrication qui en résulte permet de produire du vinaigre en moins de 48 heures, lorsque les industriels le souhaitent !

La rentabilité impose ses lois et la méthode de production moderne est donc bien plus économique que la traditionnelle. Le liquide est rassemblé dans de très grandes cuves en acier dans lesquelles on introduit continuellement de l'oxygène (sous forme de bulles d'air) ainsi que le ferment acétique. Le travail des acétobacters est ainsi fortement accéléré. Le vinaigre que l'on obtient est souvent pasteurisé et distillé, ce qui lui fait perdre une partie de ses nutriments. Selon les maisons de production, le vinaigre peut être amené ensuite à vieillir dans des fûts en chêne. Cette méthode industrielle permet de produire un très grand nombre de vinaigres, de vin, de cidre, d'alcool...

Un bon vin donne un bon vinaigre

A Orléans, les producteurs ont depuis longtemps compris que pour obtenir un bon vinaigre, il faut utiliser un vin de qualité ! C'est pour cette raison qu'au delà de la méthode choisie (à condition qu'elle respecte les temps de la nature!), il faut toujours utiliser un produit de base de qualité pour obtenir un bon vinaigre (ou du bon cidre, des bons fruits...)

Cependant la qualité du vinaigre produit par cette méthode (surtout lorsqu'il est obtenu en moins de 48 heures) est certainement inférieure à celle du vinaigre produit traditionnellement ou selon les standard de l'agriculture biologique. Il s'agit souvent d'un vinaigre bon marché, pour lequel on constate l'absence de mycoderme et dont le goût n'est pas du tout le même que celui obtenu de façon traditionnelle ou fait maison. Il n'est pas conseillé de choisir ce type de vinaigre, surtout lorsqu'on souhaite l'utiliser pour sa santé, son bien-être et sa beauté.

Hannibal et le vinaigre

Le général carthaginois Hannibal connaissait bien les propriétés du vinaigre. L'histoire raconte qu'il traversa les Alpes sur ses éléphants pour se rendre à la conquête de l'Italie en 218 av. J.-C. Se trouvant devant un passage barré par des rochers, il versa du vinaigre brûlant sur la roche. Le liquide permit de rendre la « roche friable » comme l'écrit Tite-Live, célèbre historien de la Rome Antique (59 av. J.-C. - 17 ap. J.-C) et d'ouvrir petit à petit un passage. La route étant dégagée, l'armée put donc traverser les Alpes. Sans l'utilisation du vinaigre, l'histoire aurait certainement été différente.

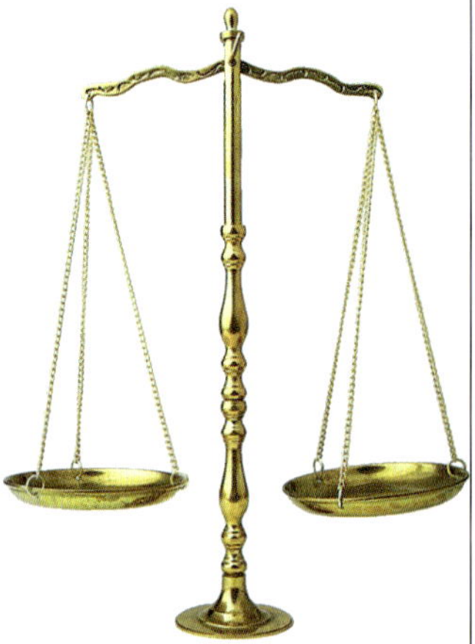

Le vinaigre : un produit règlementé

Le décret n° 88-1207 du 30 décembre 1988 (publié dans le Journal Officiel du 31 décembre 1988) portant application de la loi modifiée du 1er août 1905 sur les fraudes et falsifications en matière de produits ou de services en ce qui concerne les vinaigres, définit légalement le vinaigre.

Dans l'article 1, on lit : «La dénomination "vinaigre" est réservée au produit obtenu exclusivement par le procédé biologique de la double fermentation, alcoolique et acétique, de denrées et boissons d'origine agricole ou de leurs dilutions aqueuses.»

La loi définit plusieurs paramètres pour avoir un vinaigre

• **La teneur en alcool résiduel**

-Limite de la teneur en alcool résiduel des vinaigres, autres que le vinaigre de vin : 0,5% en volume.

-Limite de la teneur en alcool résiduel des vinaigres de vin : 1,5 % en volume.

-Limite de la teneur en alcool pour les vinaigres issus de vins de liqueur ou de vins doux naturels : 3% en volume.

Le décret prévoit également que le vin, le cidre et le poiré mis en œuvre pour la fabrication de vinaigres peuvent présenter de l'acidité volatile.

• **La teneur acétique**

La loi dit que la teneur acétique des vinaigres, exprimée en degrés acétimétriques, est égale à leur acidité totale exprimée en grammes d'acide

acétique pour 100 millilitres de vinaigre mesurés à la température de +20 °C.
Le minimum de teneur acétique est de :
-6 grammes d'acide acétique pour 100 millilitres pour les vinaigres ;
-5 grammes d'acide acétique pour 100 millilitres pour les vinaigres de cidre, d'hydromel, de jus fermenté, de fruits autres que le raisin ainsi que pour le mélange de ces vinaigres.

Cependant une différence de 0,2 °C, soit 2 grammes d'acide acétique par litre de vinaigre, peut être admise en moins, dans la mesure de cette teneur.

Les arômes et les colorants dans les vinaigres

Les vinaigres que l'on trouve dans le commerce sont souvent aromatisés. La loi prévoit en effet qu'ils soient en partie modifiés par l'ajout d'arômes naturels en quantité nécessaire pour leur conférer des saveurs distinctives. Les produits autorisés sont : le sucre, le sel, le miel et les aromates tels que les plantes aromatiques, les épices et les jus de fruits.
Lorsqu'un vinaigre est aromatisé, il doit porter sur son étiquette la mention « aromatisé à.... » suivi du nom de l'arôme ou des arômes.

En ce qui concerne la coloration, elle n'est admise que pour les vinaigres d'alcool, à l'exclusion de ceux entrant dans les mélanges. L'unique matière colorante autorisée est le caramel (E 150).

Ce qu'il faut obligatoirement trouver sur les étiquettes

La réglementation en vigueur prévoit que les vinaigres fabriqués à partir d'une seule matière première portent la dénomination "vinaigre", complétée par l'indication du nom de la matière première mise en œuvre. Lorsque les vinaigres sont obtenus à partir de plusieurs matières premières, ils doivent porter sur l'étiquette la dénomination "vinaigre" suivie de la liste complète des matières premières utilisées dans l'ordre décroissant. De plus, l'étiquetage des vinaigres peut comporter le nom d'une appellation d'origine lorsque la matière première utilisée a droit à cette appellation.

Les différents types de vinaigres

Tous les aliments contenant du sucre peuvent donner naissance à du vinaigre. C'est pour cette raison que l'on retrouve dans le commerce une vaste palette de vinaigres, certains très connus, d'autres bien plus originaux, comme c'est le cas pour le vinaigre de fruits. Même si les plus connus et utilisés sont les vinaigres de vin pour la réalisation de recettes culinaires et le vinaigre d'alcool pour le ménage, l'éventail des produits que le marché nous propose est assez étendu.

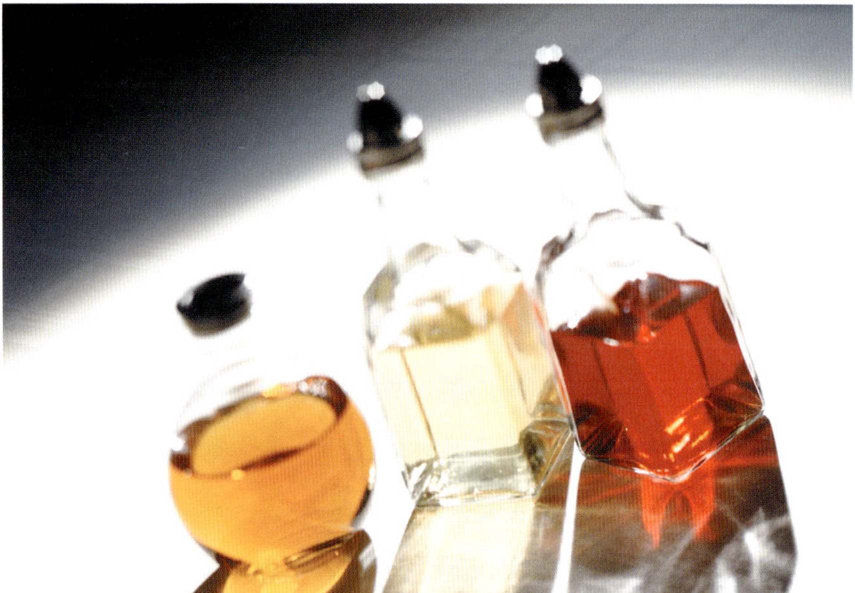

Le vinaigre de vin

Le vinaigre issu de la fermentation du vin est de loin le plus connu en France. Et il le mérite car c'est à lui qu'on doit le terme français « vinaigre » (à savoir le vin qui devient « aigre »).

Tous les vins blancs, rouges et rosés peuvent être utilisés pour fabriquer du vinaigre de vin. On peut ainsi obtenir du vinaigre de vin rouge ou du vinaigre de vin blanc. Il est possible de faire du vinaigre de vin rosé, mais il est plus rare dans le commerce.

Lorsque le vin utilisé pour la fermentation possède une appellation d'origine, cette dernière se retrouve dans le vinaigre (par exemple on pourra écrire sur l'étiquette « vinaigre de vin de Bordeaux »). Le vinaigre peut être de vin jeune ou vieux lorsque le vin a vieilli avant d'être transformé en vinaigre (sur l'étiquette on lira alors « vinaigre de vin vieux »).

Lorsque l'on lit sur l'étiquette la mention « vinaigre d'Orléans », cela signifie que ce dernier est fabriqué selon les critères de la production d'Orléans (voir chapitre sur les méthodes de fabrication).

Dans la catégorie des vinaigres de vin, on retrouve également le vinaigre de Champagne, à la saveur délicate et à la couleur claire. Il est produit dans la région de Reims et obtenu à partir du champagne. Il s'utilise surtout en association avec du poisson et des crustacés.

Tous les vinaigres de vin peuvent être aromatisés : à l'échalote, à l'estragon, à l'ail, à la framboise, au romarin ... Les possibilités sont innombrables. Les herbes, les fruits ou les épices utilisés apportent une touche d'originalité à tous les vinaigres de vin.

Le vinaigre balsamique

Très réputé et aimé par les fins gourmets, le vinaigre balsamique de Modène (Italie) est un vinaigre qui naît du moût de raisin. (Voir chapitre sur le vinaigre balsamique)

Le vinaigre de Xérès

Produit typique de l'Espagne, le vinaigre de Xérès est originaire de la ville Jerez de la Frontera (ou Xérès), non loin de Séville, en Andalousie. Il s'agit d'un vinaigre de vin qui a su se faire une réputation de grande qualité dans le monde entier. Grâce à ses qualités, il mérite une place à part dans le panorama des vinaigres de vin. Le vinaigre de Xérès est obtenu à partir des cépages Palomino, Pedro Ximénez et Moscatel (muscat). Il existe plusieurs variétés de ce vinaigre : le « Gran Gusto » qui vieillit brièvement dans des fûts de chêne, le « Mayoral » qui vieillit 12 ans dans les fûts en chêne et enfin le meilleur le « Reserva » qui atteint les 25 ans de vieillissement. Le vinaigre de Xérès possède une note boisée (typique des fûts de chêne dans lesquels il passe beaucoup de temps) c'est ce qui le rend unique et particulièrement apprécié par les connaisseurs de produits de qualité. Ce sont le choix des vins et la technique particulière de fabrication qui font du vinaigre de Xérès un vinaigre à part.

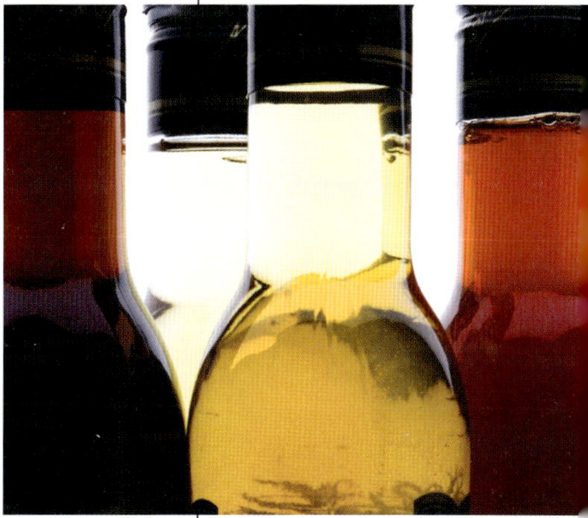

Le vinaigre de cidre

Très apprécié pour ses vertus thérapeutiques, le vinaigre de cidre est très consommé dans les régions productrices de pommes (et donc de cidre) ainsi qu'aux États-Unis. Il possède un degré d'acidité assez bas, d'environ 5° (voir le chapitre sur le vinaigre de cidre).

Le vinaigre de miel

Il s'agit d'un vinaigre qui est fabriqué à partir de l'hydromel, un liquide qui s'obtient grâce à la fermentation alcoolique du miel dans de l'eau. Le vinaigre de miel est doux car il possède une acidité d'environ 5°C un goût délicat. Il est possible de le fabriquer chez soi en partant de l'hydromel auquel on ajoute simplement de la mère de vinaigre.

Le vinaigre d'alcool ou de cristal

Connu sous le nom de « vinaigre d'alcool » (même s'il ne contient pas d'alcool!) ou « de cristal », ce vinaigre est fabriqué à partir d'alcool de betterave. Naturellement transparent, le vinaigre d'alcool est parfois teinté en brun avec du caramel (il est alors appelé « vinaigre d'alcool coloré »). Particulièrement acide, il est surtout utilisé pour les tâches ménagères où il s'avère être d'une très grande utilité (voir le chapitre « le vinaigre et la maison »).

Le vinaigre de riz

Produit grâce à la fermentation lente du riz, le vinaigre de riz est surtout utilisé en Asie (en particulier au Japon) où il est apprécié pour sa faible teneur acétique. Dans le commerce le vinaigre de riz chinois est vendu sous différentes couleurs -blanche, rouge ou noire- en fonction de la méthode de fabrication et du riz utilisé. En revanche le vinaigre de riz japonais, à la saveur douce, possède toujours la même couleur blanche ou jaune pâle. Souvent aromatisé, ce vinaigre s'utilise pour les assaisonnements et les marinades.

Le vinaigre de bière

Consommé principalement en Grande Bretagne, le vinaigre de bière s'obtient à partir de la bière qui est laissée dans des fûts avec de la mère de vinaigre. Le vinaigre qui se forme ainsi est assez doux et, selon la bière utilisée, il peut avoir une couleur dorée ou plus sobre.

Le vinaigre d'érable ou de sève

Le vinaigre d'érable est un produit typique du Canada (pays qui produit une grande quantité d'érable). Il possède un goût doux et s'utilise essentiellement pour les assaisonnements. Le vinaigre de sève se fait à partir de la sève de palmier-dattier.

Des goûts et des couleurs

Les vinaigres obtenus à partir des vins rouges possèdent une couleur variant du rouge clair au rouge foncé en fonction du type de vin utilisé.

Les vinaigres obtenus à partir du vin blanc possèdent une couleur clair allant du jaune très pâle au jaune un peu plus foncé.

La saveur du vinaigre de vin blanc est moins forte que celle du vinaigre de vin rouge. Le goût plus délicat du vinaigre de vin blanc permet qu'il soit plus facilement aromatisé aux herbes et aux fruits.

Pour les marinades, le vinaigre de vin rouge convient plus pour les viandes rouges, tandis que le vinaigre de vin blanc sera plus approprié pour les viandes blanches ou le poisson.

Le vinaigre fait maison

Le vinaigre fait maison est souvent bien meilleur que celui que l'on achète dans le commerce, surtout lorsque ce dernier est produit industriellement. Mais c'est surtout la satisfaction d'avoir réussi à réaliser un bon produit par soi-même correspondant à ses propres goûts. Avant tout, n'oublions pas la règle principale : pour faire un bon vinaigre il faut un vin de bonne qualité. Choisissez donc soigneusement votre matière première.

Le matériel : de quoi avons-nous besoin pour faire du vinaigre?

- **Le vinaigrier**, est le récipient conçu pour la fabrication du vinaigre car nécessaire à sa production. Fabriqué à partir de matériaux qui doivent pouvoir contenir un liquide acide, le vinaigrier est le plus souvent en grès, en bois de chêne, en verre ou en acier inoxydable. N'essayez pas en revanche de faire votre vinaigre dans des récipients qui peuvent être attaqués par l'acide acétique, comme ceux qui sont peints ou émaillés à l'intérieur, ceux qui sont en cuivre ou en plomb. Le vinaigre peut ainsi devenir toxique.

Un vinaigrier doit posséder un couvercle (dans la plupart des cas en liège) avec des orifices qui permettent l'aération du liquide. C'est à travers le trou, bouché par ce couvercle, que l'on ajoute (souvent à l'aide d'un entonnoir) du vin pour assurer la continuité de la production.

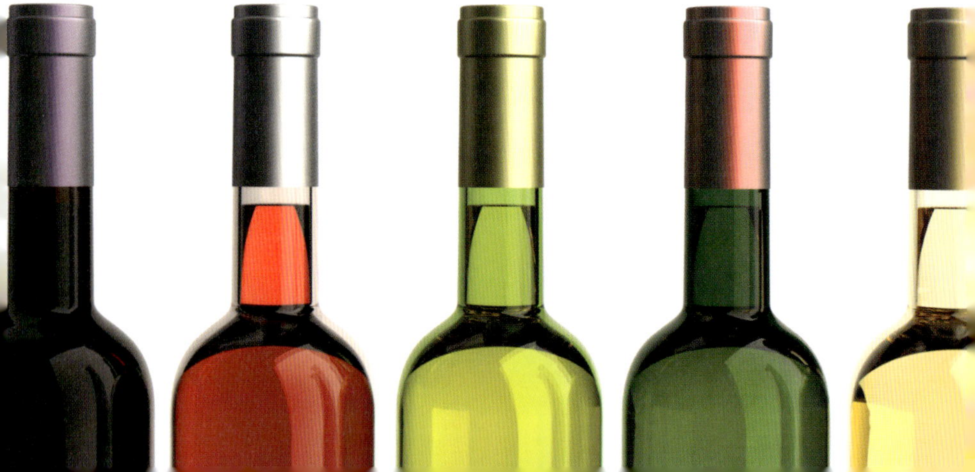

Sur la partie inférieure du vinaigrier il existe normalement un petit robinet qui sert à prendre du vinaigre selon ses propres besoins. Situé en bas, le robinet permet de prélever le vinaigre qui se trouve dans le fond du conteneur sans endommager la mère de vinaigre qui se trouve toujours vers le haut du récipient, à la surface du liquide.

Avant d'être utilisé pour la première fois, le vinaigrier en bois doit être lavé à l'eau très chaude afin de faire gonfler le bois et en assurer une meilleure étanchéité. Il sera ensuite bien séché et rempli de vinaigre bouillant. Il faut laisser reposer le vinaigre ainsi, pendant une bonne semaine en remuant de temps en temps. Une fois l'opération terminée, il suffit de le vider et de l'utiliser. Lorsque les vinaigriers sont faits d'autres matériaux, bien les laver, les rincer et les essuyer soigneusement avant de les utiliser.

• **Une spatule en bois** sert à remuer le liquide -en particulier le mycoderme- une fois qu'il est dans le vinaigrier pour en faciliter la transformation en vinaigre.

• **Un entonnoir à bec fin**, exclusivement en plastique ou en verre, pour ne pas être attaqué par l'acide, est préférable afin de verser le liquide dans le vinaigrier.

Verser le liquide dans le vinaigrier

Quel que soit le liquide que vous souhaitez transformer en vinaigre, il faut toujours le filtrer avant de le mettre dans le vinaigrier. Pour ce faire il est possible d'utiliser un filtre en papier (un filtre à café propre par exemple) ou se procurer un filtre conçu à cet effet, que l'on trouve dans les magasins spécialisés. Certains mettent des copeaux de bois de hêtres dans le filtre au moment du remplissage. Il faut rincer les copeaux après chaque opération. Le vinaigrier ne doit en règle générale contenir pas plus que la moitié de liquide par rapport à sa capacité de contenance.

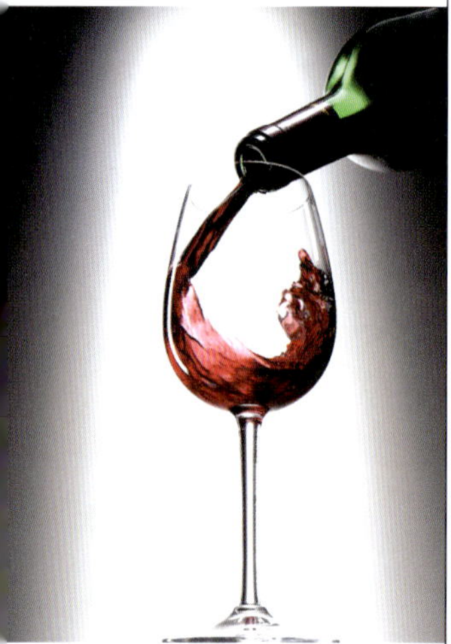

La matière première

Le vin : l'ingrédient de base

Que faut-il pour obtenir un bon vinaigre? Nous l'avons déjà dit: un vin de qualité. L'anhydride sulfureux présent dans certains vins empêche le processus d'acétification. Choisissez donc des vins qui ne sont pas traités, les plus naturels possibles et de préférence issus de l'agriculture biologique.

Le degré d'alcool

La transformation en acide acétique commence à s'effectuer à 8 degrés d'alcool par litre de vin et se fait assez aisément jusqu'à 10°. Au delà le processus devient de plus en plus compliqué pour devenir à un certain moment impossible. Il est donc impératif de « corriger » le degré d'alcool lorsque ce dernier ne rentre pas dans la fourchette 8° - 10°. Pour diminuer le degré il suffit d'ajouter de l'eau et pour l'augmenter il est indispensable d'ajouter de l'alcool.

Lorsque vous souhaitez par exemple faire du vinaigre de cidre il vous faudra augmenter le degré d'alcool. Dans ce cas il faut enlever 10 cl d'un litre de cidre et les remplacer par de l'eau de vie ou par un autre alcool à 45°. Vous ferez la même chose pour un vin à faible quantité d'alcool (normalement à 5°).

Lorsque vous voulez en revanche diminuer le degré d'alcool, vous devez ajouter de l'eau.

Pour aromatiser son vinaigre fait maison

Une fois que le vinaigre est fait, il est possible de l'aromatiser selon ses propres goûts: à l'estragon, à la ciboulette, à la violette, aux baies de roses, au gingembre, aux zestes de citron, à l'ail... Mettez les épices ou les herbes dans une bouteille remplie de vinaigre et laissez macérer environ 3 semaines. Filtrez et mettez en bouteille.

Degré d'alcool du vin	Quantité d'eau à ajouter	Degré obtenu
10°	20 cl	**8,33°**
11°	25 cl	**8,8°**
12°	33 cl	**9°**
13°	50 cl	**8,6°**
14°	70 cl	**8,2°**

Le vinaigre de cidre

A la place du vin, il est possible de faire du vinaigre avec du cidre. Il faut simplement mettre du cidre (à la place du vin) dans le vinaigrier et y ajouter le mycoderme.

L'endroit où poser le vinaigrier

Le processus d'acétification se fait à une température autour de 20 °C (elle peut arriver à 30 °C, mais ne jamais descendre en dessous de 10 °C° car les bactéries ne seraient plus actives). Veillez à ce que votre vinaigrier se trouve toujours à cette température, à l'abri de l'humidité et dans une pièce suffisamment aérée. N'oubliez pas que la présence de l'oxygène est indispensable pour la réussite d'un vinaigre (il faut donc que la pièce soit aérée).

Peut-on faire du vinaigre sans vinaigrier?

Même si la tâche s'avère être plus compliquée, il est possible de fabriquer du vinaigre sans vinaigrier. Il faut que le vinaigre soit dans un récipient qui le protège tout en lui permettant d'être en contact avec l'oxygène. Le récipient doit aussi être placé à l'abri de la lumière et posséder un robinet ou un trou avec un bouchon pour prélever le vinaigre sans endommager le mycoderme qui doit toujours rester en surface. Il faut donc avoir un peu la fibre du bricoleur pour fabriquer un tel récipient. C'est pour des raisons pratiques que la plupart des personnes investissent dans un vinaigrier lorsqu'elles décident de faire leur propre vinaigre.

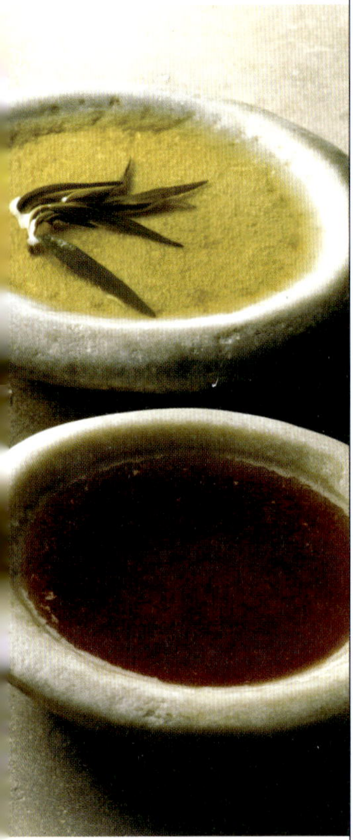

Le mycoderme ou la mère de vinaigre

Pas de vinaigre sans le mycoderme! Comment en obtenir alors cet élément si précieux? Il existe plusieurs solutions.

Vous pouvez demander à une personne qui fabrique déjà du vinaigre de vous donner un peu de mère de vinaigre. Manipulez-la avec précaution car elle est vivante et ne doit pas être abîmée. Mettez-la délicatement sur la surface du vin dans votre vinaigrier. La nature se chargera du reste.

Vous pouvez également fabriquer vous-même de la mère de vinaigre. Pour obtenir du mycoderme il faut placer dans une coupelle 1/3 de vinaigre et 2/3 d'un bon vin ou ¼ de vinaigre, ¼ de vin rouge ou blanc et une moitié d'eau. Placez le bol dans une pièce aérée (les bactéries ont besoin d'oxygène pour se développer) dont la température est d'environ 20° et attendez deux à trois semaines. Un voile se forme alors sur la surface du liquide. Mettez alors du vin dans votre vinaigrier et disposez le voile fin (le mycoderme ne doit être ni gélatineux ni épais) ainsi obtenu sur la surface du liquide en le manipulant délicatement à l'aide d'une spatule en bois pour ne pas l'endommager. Il n'est pas toujours facile de mettre la mère de vinaigre sur la surface du liquide sans la faire couler.

Le processus d'acétification du vin peut ainsi commencer mais sa durée est variable, car elle dépend de plusieurs facteurs (si le vin est blanc ou rouge, s'il est jeune ou vieux, la quantité de myco-

derme présent...). Au début de sa formation, la mère est un voile très fin qui va s'épaissir avec le temps afin d'avoir une consistance un peu plus gélatineuse, mais elle doit toujours rester à la surface du liquide.
Si la mère de vinaigre tombe dans le fond de la bouteille, cela signifie qu'elle n'est plus « active », car les bactéries qu'elle contient sont mortes. Elle ne va donc plus avoir d'utilité dans le processus d'acétification que l'on veut obtenir.
Comment savoir si le vinaigre est prêt? En le goûtant de temps en temps. Il est également possible d'acheter un appareil - un acétimètre- pouvant mesurer le degré d'acidité du vinaigre

Avant de déguster le vinaigre

Une fois que le vinaigre est prêt on peut le tirer (sans oublier de remplir régulièrement le vinaigrier). On le laisse reposer quelques jours, normalement une petite semaine, pour que le dépôt se forme sur le fond. Ensuite on le filtre pour le priver de toute impureté et des bestioles qui pourraient éventuellement s'y trouver. On le met dans des bouteilles munies de préférence d'un bouchon en liège pour laisser « respirer » le liquide, tout en le protégeant de la poussière et des petites bestioles qui pourraient tomber dedans.

Les hôtes indésirables dans le vinaigre

Certains insectes peuvent malheureusement être présents dans le vinaigre. Ceux que l'on retrouve le plus fréquemment sont les anguillules, que l'on reconnaît car elles se présentent comme de minuscules vers blancs qui restent à la surface du liquide à côté de la mère de vinaigre. Pour s'en débarrasser il faut chauffer le vinaigre et stériliser le vinaigrier.
Les autres insectes assez fréquents sont les drosophiles, qu'on appelle communément les «mouches à vinaigre». Comme elles peuvent apporter des bactéries nocives, il faut s'en débarrasser. Il est ainsi conseillé de faire brûler des mèches imbibées d'alcool devant le vinaigrier pour les faire fuir.

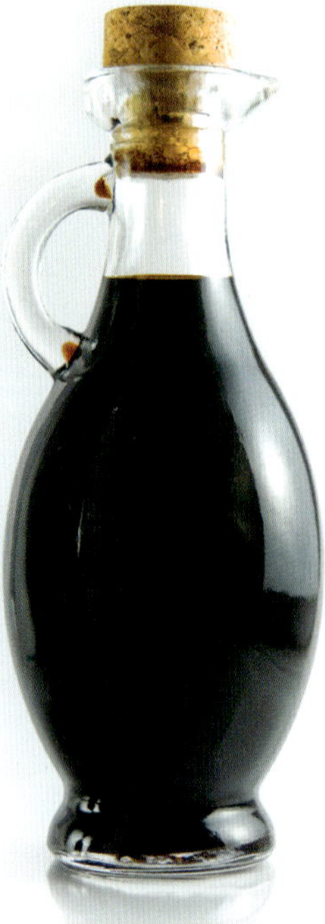

Le vinaigre balsamique : sa majesté le vinaigre

«L'aceto balsamico di Modena», comme on l'appelle en Italie, est peut-être le vinaigre le plus apprécié par les gourmets (« aceto » signifie vinaigre en italien). La production du vinaigre balsamique provient exclusivement d'une petite partie de la région de l'Emilie Romagne, située autour de la ville de Modène, dans le Nord de l'Italie (entre la Lombardie et la Toscane).

Il existe également « l'aceto balsamico tradizionale di Modena » ou « l'aceto balsamico tradizionale di Reggio Emilia », beaucoup plus prisé, à la consistance plus dense qui s'utilise en toutes petites quantités.

Le vinaigre balsamique (traditionnel ou non), au parfum délicieux et unique, est produit en faisant cuire longtemps le moût de raisin récolté à grande maturité. Il s'agit de raisins des cépages Trebbiano qui proviennent des vignobles situés sur les collines près de la ville de Modène. Le savoir faire pour produire le vinaigre balsamique remonte très loin dans le temps lorsqu'il était surtout utilisé à des fins thérapeutiques.

L'adjectif « traditionnel » fait toute la différence

Le vinaigre balsamique doit vieillir longtemps : le vinaigre peut rester dans les fûts entre 3 mois et 5 ans, tandis que le vinaigre balsamique « traditionnel » vieillit entre douze et vingt-cinq ans!

Sachez le reconnaitre

Les vinaigres balsamiques traditionnels sont présentés dans des bouteilles de 100 ml à la forme design ,(celle du vinaigre balsamique traditionnel de Modène a été dessinée par le célèbre styliste Giorgetto Giugiaro), puis sont rangées dans un élégant coffret muni d'une étiquette et d'une notice.

Pendant ce temps le vinaigre est déplacé dans des fûts de plus en plus petits, aux bois différents qui vont lui conférer son arôme caramélisé absolument unique. La version traditionnelle du vinaigre de Modène est très chère et s'utilise goutte à goutte avec parcimonie. La loi n'autorise l'adjonction d'aucun élément dans la fabrication du vinaigre traditionnel. L'absence d'acidité dans le goût est obtenue simplement par le temps de vieillissement. Vu la qualité de cette préparation, ce vinaigre ne se fait jamais cuire, mais s'ajoute à la dernière minute sur la préparation culinaire.

Sachez le déguster

La meilleure façon pour déguster un vinaigre balsamique traditionnel vieux de 25 ans? Placez une goutte sur le dessus de votre main entre le pouce et l'index. Portez à la bouche et savourez.

Le vinaigre de Modène en revanche est d'un prix plus abordable. La loi autorise l'adjonction de caramel et de vinaigre de vin pour le fabriquer. Son goût est aigre-doux et garde un peu d'acidité.

Un mariage d'exception

Le vinaigre balsamique se marie parfaitement avec l'huile d'olive ce qui permet d'obtenir de bons assaisonnements à la façon italienne. Il s'utilise pour rehausser le goût de plusieurs aliments, des salades aux viandes, des poissons aux fruits, (la salade de fraises au vinaigre balsamique est désormais assez connue), des soupes aux pâtes et même de certains desserts (quelques gouttes sur une glace à la vanille ou un sorbet).

Victime du succès de sa saveur délicate, qui a conquis le monde, le vinaigre balsamique de Modène est fortement imité. On trouve souvent dans les supermarchés, des vinaigres de Modène à bas prix qui n'ont rien à voir avec le véritable vinaigre balsamique produit selon la tradition! Pour préserver la qualité, deux consortiums (l'un à Modène et l'autre à Reggio d'Emilie) sont chargés de veiller sur la règlementation et la certification du vinaigre balsamique traditionnel.

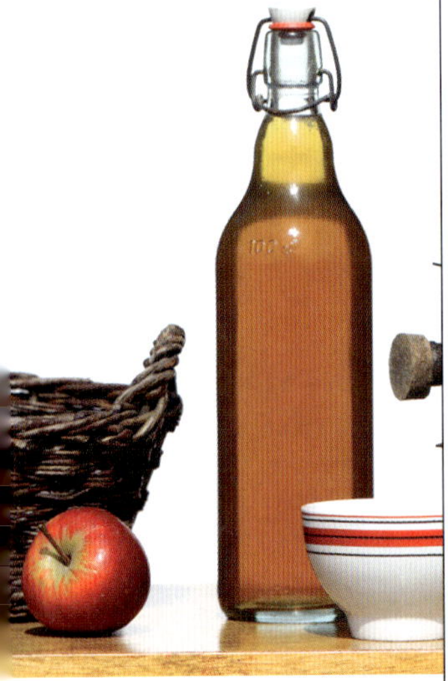

Le vinaigre de cidre : un élixir de la nature

Longtemps considéré comme un produit aux mille vertus, le vinaigre de cidre est encore aujourd'hui reconnu comme un bon remède médicinal par tous ceux qui s'intéressent aux médecines dites « douces ».

Le vinaigre de cidre qui reste le plus apprécié est celui obtenu par la transformation d'un cidre fait à base de pommes entières, ce qui lui permet de contenir le maximum des composantes nutritionnelles du fruit.
Pour votre cuisine et pour votre santé, choisissez toujours un bon vinaigre de cidre réalisé à partir d'un jus de pomme naturel, le moins trafiqué possible et de préférence issu de l'agriculture biologique.
Les vertus du vinaigre de cidre sont connues depuis l'Antiquité, mais c'est grâce aux travaux du médecin américain D.C. Davis qui en parle dans son célèbre livre « Ces vieux remèdes qui guérissent », qu'elles sont devenues accessibles au grand public.

Le vinaigre de cidre est en effet un aliment « santé » grâce à sa composition. Riche en vitamines et en sels minéraux, ce vinaigre contient une grande quantité de potassium : environ 1000 mg par litre de vinaigre, mais également du calcium, du magnésium, du sodium, du fluor, du silicium. En ce qui concerne les vitamines, on retrouve de la provitamine A, des vitamines du groupe B (B1, B2, B6) et de la vitamine C. Il est également riche en pectine et en acide acétique.

En cas de cure

Lorsqu'on fait une cure à base de vinaigre de cidre, il est toujours conseillé de le diluer dans un verre d'eau. Les estomacs sensibles doivent le diluer dans une grande quantité d'eau et diminuer les dosages conseillés pour les augmenter lorsque leur organisme s'habitue à l'acidité du vinaigre.

Les propriétés attribuées au vinaigre de cidre sont nombreuses. En voici quelques-unes parmi les plus connues:

- il ouvre l'appétit ;
- il est un bon antioxydant ;
- il possède des propriétés digestives ;
- il est minéralisant pour l'organisme humain ;
- il est un bon désinfectant ;
- il aide à éliminer les toxines ;
- il est un bon antiseptique ;
- il possède une propriété antibactérienne ;
- il combat le vieillissement de notre peau ;
- il est un fortifiant pour les cheveux et les ongles ;
- il favorise la régénération de la flore intestinale ;
- il contribuerait à favoriser le processus d'amincissement lorsqu'il est intégré dans un programme nutritionnel et sportif complet ;
- il contribue à purifier le sang ;
- il aide en cas de douleurs aux articulations ;
- il est préconisé dans la prévention et en cas d'arthrite ;
- il calme le système nerveux et favorise l'endormissement ;
- il aide en cas de crampes musculaires ;
- il aide en cas de stress et de nervosité ;
- il aide à combler les carences nutritionnelles ;
- il redonne de l'énergie surtout lorsqu'il est associé au miel.

Une prise régulière de vinaigre de cidre favorise l'absorption des nutriments ingérés au cours des repas. Son acidité modérée le rend souvent plus tolérable aux estomacs les plus fragiles. Le vinaigre de cidre peut être pris de manière préventive ou curative, selon les besoins de chaque individu.

En cuisine le goût délicat du vinaigre de cidre lui permet de se marier avec un grand nombre d'aliments. Il est parfait pour assaisonner les salades, les légumes cuits, les viandes blanches, la volaille et les poissons.

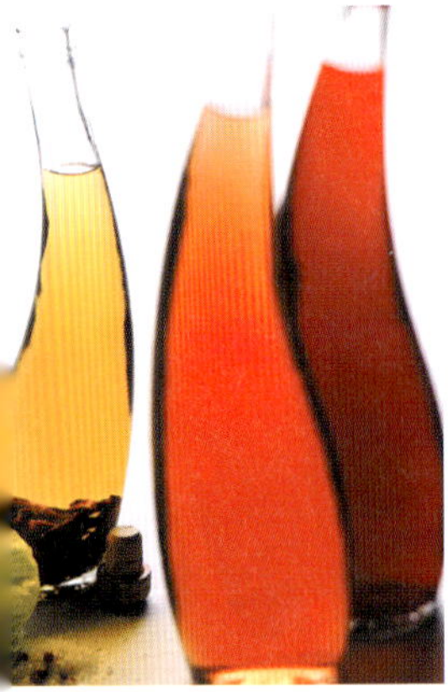

Aromatiser les vinaigres

Aromatiser chez soi un bon vinaigre est une opération relativement simple, bien plus facile que de fabriquer son propre vinaigre. C'est une satisfaction personnelle de pouvoir rehausser le goût de ses propres préparations avec des parfums différents, de plus « faits maison ». Voici quelques recettes.

Vinaigre à l'ail

1 l de vinaigre de vin rouge
8 gousses d'ail moyennes (plus ou moins de gousses selon vos goûts)
Épluchez les gousses d'ail et coupez-les en tranches (ou écrasez-les grossièrement). Dans une casserole chauffez le vinaigre en le laissant frémir sans le porter à ébullition.
Placez l'ail dans un bocal muni d'un couvercle et versez le vinaigre chaud. Fermez de façon hermétique le bocal et laissez reposer pendant 2 à 3 semaines. Filtrez et mettez le vinaigre dans une bouteille.

Vinaigre à l'estragon

1 l de vinaigre de vin blanc
5 à 7 branches d'estragon (plus ou moins de branches selon vos goûts)
Laissez sécher l'estragon une journée à l'air ambiant.
Placez-le dans un bocal muni d'un couvercle et versez le vinaigre.
Fermez de façon hermétique le bocal et laissez reposer pendant 4 à 6 semaines. Filtrez et mettez le vinaigre dans une bouteille.

Vinaigre à la framboise

1 l de vinaigre de cidre ou de vinaigre de vin blanc
350 g de framboises
Lavez les framboises rapidement à l'eau courante en écartant celles qui sont abîmées. Laissez-les bien sécher à l'air.
Placez-les dans un bocal muni d'un couvercle (ou dans plusieurs si un seul

bocal n'est pas suffisant en faisant attention à bien les répartir) et versez le vinaigre chaud. Fermez de façon hermétique le bocal et laissez reposer pendant 3 à 4 semaines. Filtrez et mettez le vinaigre dans une bouteille.

Vinaigre à la cannelle et à la cardamome

1 l de vinaigre de vin rouge
1 petit bâton de cannelle
5 gousses de cardamome

Placez les épices dans un bocal muni d'un couvercle et versez le vinaigre.
Fermez de façon hermétique le bocal et laissez reposer pendant 4 semaines.
Filtrez et mettez le vinaigre dans une bouteille.

Vinaigre à l'échalote

1 l de vinaigre de vin rouge
5 échalotes
Une pincée de sel marin

Épluchez les échalotes et coupez-les en quartiers.
Placez-les dans un bocal muni d'un couvercle.
Dans une casserole faites chauffer le vinaigre et versez-le sur les échalotes.
Ajoutez la pincée de sel, fermez de façon hermétique le bocal et laissez reposer pendant 3 semaines.
Filtrez et mettez le vinaigre dans une bouteille.

Vinaigre de mûres

1 l de vinaigre de vin blanc
250 g de mûres

Lavez les mûres rapidement à l'eau courante en écartant celles qui sont abîmées.
Laissez-les bien sécher à l'air.
Placez-les dans un bocal muni d'un couvercle (ou dans plusieurs si un seul bocal n'est pas suffisant en faisant attention à bien les répartir) et versez le vinaigre. Fermez de façon hermétique le bocal et laissez reposer pendant 3 semaines. Filtrez et mettez le vinaigre dans une bouteille.

LE VINAIGRE EN CUISINE

Le vinaigre dans la cuisine ? Cela va de soi ! Il est à notre disposition tous les jours pour la préparation des plats les plus variés. Traditionnellement il est employé pour concocter de bonnes vinaigrettes, dont, comme son nom l'indique, est l'un des principaux ingrédients (même si parfois il est remplacé par le citron). L'utilisation du vinaigre pour faire la cuisine au quotidien est un bon réflexe à la fois pour les papilles et pour la santé. Utilisez toujours des vinaigres de qualité, de préférence de fabrication artisanale ou issus de l'agriculture biologique. De plus, pensez que la qualité de votre vinaigre aura certainement une influence sur la qualité de votre préparation finale.

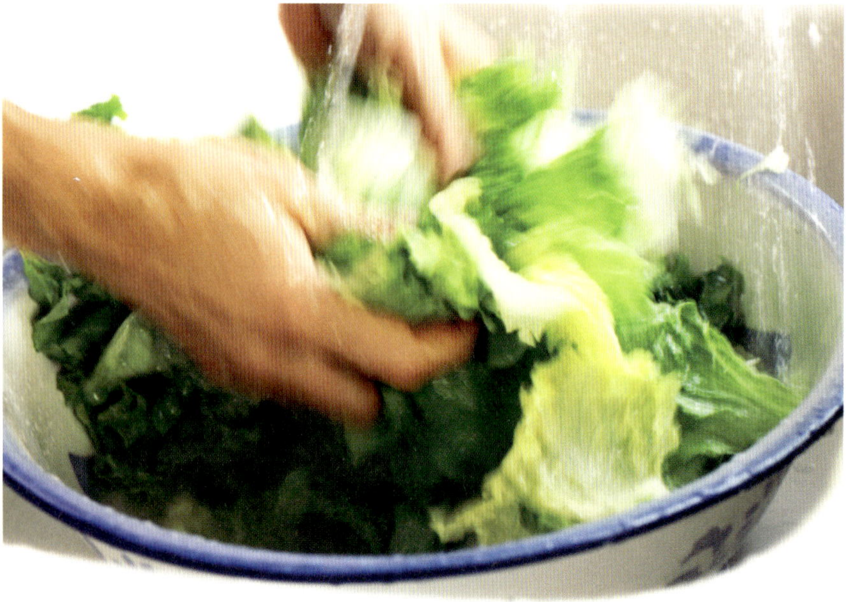

Les astuces de grands-mères en cuisine

Pour laver les salades et les légumes

Pour mieux nettoyer vos légumes et en particulier les feuilles de salade, ajoutez-y un peu de vinaigre blanc dans l'eau de lavage. Pour une action encore plus efficace, vous pouvez y ajouter une cuillerée à soupe de bicarbonate de soude.
Rincez bien les salades et les légumes avant de les consommer ou les cuisiner.

Attendrir la viande

Le vinaigre était connu de nos grands-mères car c'est lui qui leur permettait de servir une viande toujours tendre. Laissez mariner la viande (en particulier les volailles et le gibier) dans du vinaigre pendant une nuit. Passez-la ensuite sous l'eau froide, essuyez-la à l'aide du papier absorbant et cuisinez-la selon les indications de votre recette habituelle. Lorsque vous faites bouillir de la viande, mettez environ une cuillerée à soupe de vinaigre dans l'eau de cuisson. Votre viande sera plus tendre une fois servie dans l'assiette.

Pour raviver les légumes un peu flétris

Plongez les légumes un peu flétris, comme des feuilles de salade par exemple, que vous avez oubliés un jour de trop dans le bac à légumes de votre réfrigérateur, dans de l'eau bien froide dans laquelle vous aurez versé une à deux cuillerées à soupe de vinaigre de cidre.

Pour garder la couleur des légumes cuits

Versez une cuillerée à soupe de vinaigre de vin dans l'eau de cuisson de vos légumes. Le vinaigre aide à conserver les couleurs vives des légumes qui se perdraient au cours de la cuisson. Il en va de même lorsque vous faites cuire des légumes à la vapeur. Il suffit d'ajouter le vinaigre dans l'eau de cuisson.

Pour ne pas briser la coquille des oeufs pendant leur cuisson

Lorsqu'on cuisine des œufs durs ou à la coque, la coquille se brise dans l'eau, ce qui compromet la bonne réussite de la recette. Pour éviter cet inconvénient, il suffit de verser une cuillerée à soupe de vinaigre dans l'eau de cuisson avec une petite pincée de sel.

Pour rendre les légumes plus tendres

Ajoutez une à deux cuillerées à soupe de vinaigre de vin dans l'eau de cuisson des légumes qui sont un peu durs ou filandreux. Cette astuce les rendra plus tendres lorsqu'ils seront cuits.

Le saviez-vous?

La vinaigrette n'est pas qu'une sauce. Au XVIIème on appelait « vinaigrette » une voiture ou chaise à deux roues trainée par une personne. Elle était ainsi nommée à cause de sa ressemblance avec les voitures des vinaigriers. Ses synonymes sont : chaise à porteur, brouette ou simplement chaise.

Pour monter les blancs d'œuf en neige

Pour faciliter la montée des blancs d'œuf en neige, ajoutez quelques gouttes de vinaigre. A la place du vinaigre vous pouvez utiliser une pincée de sel ou de bicarbonate de soude.

Pour les œufs pochés

Pour préparer des œufs pochés, versez une cuillerée à soupe de vinaigre de vin dans un environ ½ litre d'eau salée. Cassez les œufs lorsque l'eau est à ébullition et laissez-le cuire environ 3 minutes. Le vinaigre facilite la réussite de la recette en permettant au blanc de l'œuf de bien cuire autour du jaune.

Le vinaigre et la mayonnaise

Le vinaigre remplace à merveille le citron dans la composition des mayonnaises. Comptez en général une cuillerée à café de vinaigre de vin pour chaque jaune d'œuf. Ajoutez le vinaigre en filet lorsque la mayonnaise est presque montée.

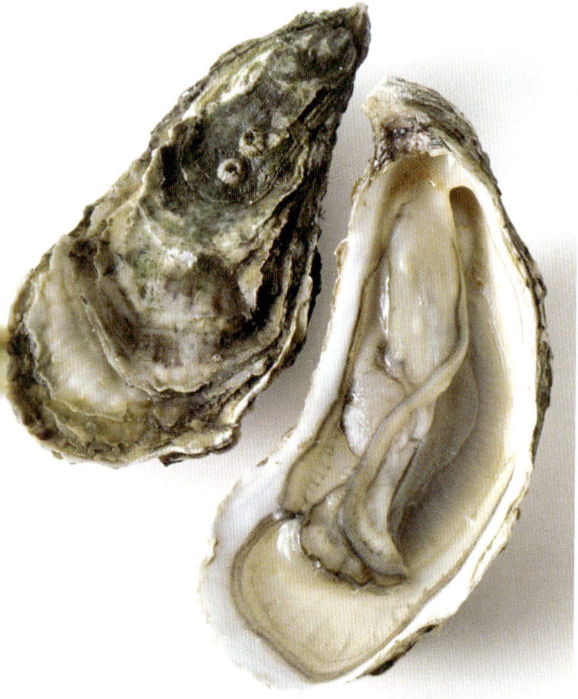

Dégustez les huîtres avec une vinaigrette à l'échalote

Les connaisseurs et amateurs de fruits de mer savent que les huîtres se marient particulièrement bien avec du vinaigre. C'est la petite sauce qu'on vous sert au restaurant lorsque vous commandez un bon plat d'huîtres. Le vinaigre sert ainsi à relever le goût mais également à désinfecter les coquillages.

Pour le préparer il vous faut du 20 cl de vinaigre de vin rouge (ou du vin blanc) et 4 à 8 échalotes (selon vos goûts). Épluchez les échalotes et hachez-les finement. Dans un bol, mélangez le vinaigre avec les échalotes. Laissez reposer quelques heures et versez la préparation sur les huîtres avant de les déguster.

Pour vous débarrasser de la mauvaise odeur de vos mains

Lorsque vous faites la cuisine et que vous manipulez des aliments qui laissent des odeurs sur vos mains, comme le poisson, l'ail ou l'oignon, vous pouvez les éliminer grâce au vinaigre. Lavez-vous les mains et rincez-les soigneusement avec de l'eau additionnée de vinaigre.

Une fois la bouteille de vinaigre ouverte

Lorsque la bouteille de vinaigre est ouverte, elle se conserve longtemps dans un endroit à l'abri de la chaleur et de préférence à l'abri de la lumière.

Précaution !

Lorsque vous assaisonnez votre salade avec du vinaigre, il ne faut pas tarder à la servir. En effet si vous laissez trop longtemps les feuilles de salade en contact avec le vinaigre, ce dernier va les macérer. Après une heure, votre salade assaisonnée ne sera plus présentable. Préparez donc votre vinaigrette à l'avance, mais versez-la sur la salade seulement à la dernière minute, juste avant de servir.

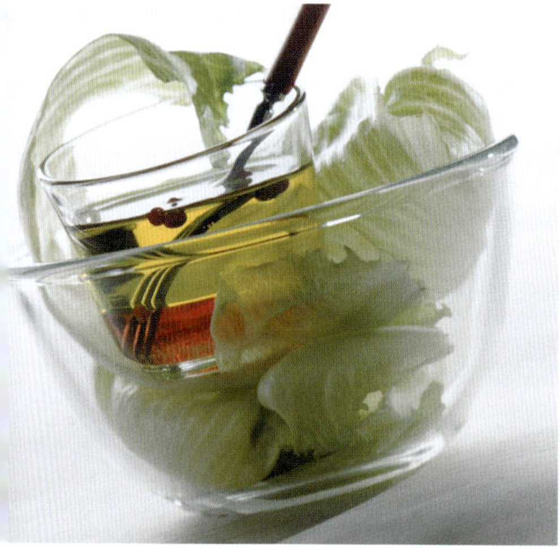

Le vinaigre et la vinaigrette

Connaissez-vous la véritable recette de la vinaigrette? Non? C'est normal, car elle n'existe pas! Il y a sur terre autant de vinaigrettes que de personnes qui préparent une vinaigrette... Même si chacun est subjectivement convaincu que sa recette est la meilleure, une chose est objectivement certaine : le vinaigre reste un élément incontournable -ou presque- pour faire une bonne vinaigrette.

Le vinaigre : ingrédient incontournable dans la vinaigrette

La vinaigrette sert à assaisonner et à donner du goût à tous les types de salades vertes, aux légumes cuits, aux crudités, aux céréales froides, aux salades de riz ou de pâtes. Comme son nom l'indique, cette sauce froide se compose à la base de vinaigre que l'on mélange avec de l'huile et du sel. On peut ensuite y ajouter un très grand nombre d'ingrédients, selon les aliments que l'on souhaite assaisonner, les idées des chefs et les préférences de chacun. Rien qu'en ajoutant ou en associant des aliments, vous pouvez avoir l'impression de changer de plat. Il suffit de laisser libre cours à l'imagination et vous pouvez ajouter un très grand nombre d'ingrédients pour donner une touche d'originalité à votre vinaigrette: du poivre noir, du poivre blanc, de la moutarde, de la ciboulette, du persil, de l'estragon, du basilic, de l'origan, du cerfeuil, de l'échalote, du miel, du jaune d'œuf, un œuf dur, de l'ail, de la sauce tomate, de la tapenade, du gingembre, du curcuma, du curry, des câpres, des anchois, du thé vert matcha, une goutte d'huile essentielle, des graines de sésame broyées... De plus, plusieurs huiles peuvent se marier avec le vinaigre. La plus utilisée est sans doute l'huile d'olive, mais vous pouvez également faire appel à l'huile de noix, l'huile de noisette, l'huile de colza, l'huile de pépins de courge...et bien d'autres. Toutes les variétés de vinaigre peuvent être utilisées pour préparer une bonne vinaigrette: du vinaigre de vin rouge, de vin blanc, de cidre, de miel, de riz, de framboise, balsamique...

Tous trouvent leur emploi pour le plus grand bonheur de nos papilles. Cependant la vinaigrette peut se préparer sans l'ingrédient qui lui a donné son nom, quand le citron remplace le vinaigre.

Vinaigrette classique pour salade

Prévoyez:
- 3-4 cuillerées à soupe d'huile d'olive de première pression à froid
- 1 cuillerée à soupe de vinaigre de vin rouge (ou de vinaigre de vin blanc, de vinaigre de Xérès...)
- 1/2 cuillerée à café de moutarde
- Sel marin non raffiné
- Poivre du moulin

Facultatif: 1 gousse d'ail écrasé à laquelle on a retiré le germe, une échalote épluchée et finement hachée, une cuillerée à soupe de ciboulette ciselée ou une cuillerée à soupe de persil haché

Dans un bol, mélangez la moutarde avec le vinaigre.
Sans cesser de mélanger, ajoutez le sel, puis incorporez l'huile et le poivre.
A la fin ajoutez l'ingrédient (ou les ingrédients de votre choix parmi les facultatifs) et mélangez soigneusement.
Versez la vinaigrette sur votre salade, mélangez et servez.

Vinaigrette plus « douce »

Pour faire une vinaigrette moins acide, pouvant plaire même au plus petits, utilisez des vinaigres comportant une acidité moins importante, comme le vinaigre balsamique, le vinaigre de cidre ou le vinaigre balsamique de pommes.
Prévoyez:
- 3-4 cuillerées à soupe d'huile d'olive de première pression à froid
- Une ½ à 1 cuillerée à soupe de vinaigre balsamique, vinaigre de cidre ou vinaigre balsamique de pomme.
- Sel marin non raffiné

Mélangez les ingrédients dans un bol et versez l'assaisonnement sur les aliments. Mélangez et servez.

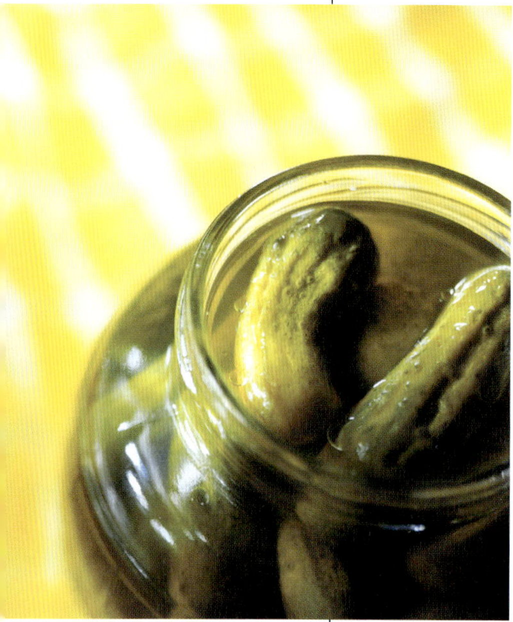

Le vinaigre et les conserves

Le vinaigre fait partie des agents naturels de conservation, au même titre que le sel ou l'huile. C'est pour cette raison qu'il est utilisé depuis la nuit des temps pour conserver un grand nombre d'aliments, en particulier les légumes.

Qui n'a pas goûté aux conserves de grands-mères à base de vinaigre, typiquement faites dans des bocaux en verre? Les petits oignons et les cornichons pour ne citer que les plus classiques conservent alors leurs saveurs et leurs parfums.

Vous pouvez réaliser des conserves avec beaucoup de légumes : des poivrons (voir la recette), des carottes, des courgettes, des choux-fleurs, des petits oignons, du chou rouge, des champignons, des haricots verts, de l'ail... Et pourquoi pas ne pas utiliser des fruits, comme les raisins, les cerises ou les pruneaux? De plus, vous pouvez aromatiser les conserves selon vos envies : avec des piments forts ou doux, des bâtons de cannelle, des clous de girofle, des feuilles de laurier, de la vanille, de l'anis étoilée, des baies de genièvre...

Pour concocter des conserves, vous pouvez avoir recours à tous les vinaigres. Le plus communément utilisé est le vinaigre blanc, mais les conserves seront encore mieux appréciées si elles contiennent un bon vinaigre de qualité, comme un vinaigre de vin ou un vinaigre de cidre.

Poivrons au vinaigre

Prévoyez:

- 1 kg de poivrons
- 70 g de gros sel
- 40 cl de vinaigre blanc ou vinaigre de vin blanc
- 1 cuillerée à café de poivre en grains
- 1 cuillerée à café de graines de coriandre

Nettoyer les poivrons : lavez-les à l'eau froide, enlevez les graines et les filaments blancs à l'intérieur. Essuyez-les à l'aide d'un chiffon propre et coupez-les en juliennes. Mettez-les dans une terrine et couvrez-les avec le gros sel, mélangez, couvrez et laissez reposer et dégorger 12 à 24 heures. Rincez-les ensuite sous l'eau et séchez. Faites chauffer le vinaigre dans une casserole. Mettez les légumes dans des bocaux en verre avec les grains de poivre et de coriandre. Couvrez les poivrons avec le vinaigre et fermez hermétiquement. Renversez les bocaux et laissez refroidir. Laisser reposer 6 à 8 semaines dans un endroit à l'abri de la chaleur et de la lumière.

Raisins au vinaigre

Prévoyez:

- 1 kg environ de différents types de raisin (blanc, noir...)
- du vinaigre blanc pour couvrir (pas plus qu'un litre)
- 200 g de sucre de canne
- 2 clous de girofle
- 8 grains de coriandre

Lavez les grains de raisin et essuyez-les à l'aide d'un torchon propre. Dans la casserole, faites chauffer le vinaigre avec le sucre de canne et ajoutez les épices. Répartissez les grains de raisin dans des bocaux en verre propre. Versez le liquide sur les fruits de façon à bien les couvrir. Fermez hermétiquement les bocaux et laissez reposer environ un mois dans un endroit à l'abri de la chaleur et de la lumière. Servez les raisins pour accompagner les viandes et le jambon.

Vinaigre, chutney et marinades

Le chutney est une préparation aigre-douce, typique de la cuisine indienne et anglaise. Pour faire un chutney il faut : des légumes, du sucre et bien évidemment du vinaigre !

Souvent les chutney sont par ailleurs parfumés aux différentes épices. La liste des fruits et légumes pour concocter un chutney est très longue. On peut utiliser des pommes, des oignons, du potiron, des poivrons, des mangues, des carottes, des choux, des betteraves, des citrons, des figues, des tomates, des poires, des mirabelles, de coings...
A table, le chutney est délicieux et sert à accompagner différentes aliments, comme les viandes, la charcuterie, le foie gras, le pâté, les volailles, les poissons...

Chutney aux pommes

Prévoyez:

- 4 pommes (par exemple des Golden ou une autre variété sucrée)
- 180 ml de vinaigre de cidre ou 150 ml de vinaigre de vin blanc
- 3 petites échalotes
- 80 g de raisins secs
- 100 g de sucre de canne
- 1 cuillerée à café de c de gingembre frais râpé
- 1 cuillerée à soupe d'huile d'olive
- Une pincée de sel

Épluchez et mixez les échalotes. Dans une sauteuse, faites revenir les échalotes dans l'huile chaude. Pelez et coupez les pommes en morceaux. Ajoutez les pommes et faites-les revenir 4 minutes. Versez le vinaigre, puis ajoutez les raisins secs, le sucre de canne, le gingembre râpé et le sel. Laissez cuire à feu bas jusqu'à ce que le liquide soit complètement évaporé.

Mettez la préparation dans un pot, laissez refroidir et attendez quelques jours avant de la savourer. Lorsqu'on souhaite conserver le chutney longtemps il faut le stériliser, sinon il se conserve 2 à 3 semaines au réfrigérateur.

Le vinaigre et les marinades

Lorsqu'on parle de marinade, on pense souvent au vinaigre. En effet le vinaigre de vin en particulier et celui de cidre rentrent dans la composition de beaucoup de marinades. Le vinaigre de vin rendant plus tendre la viande s'utilise surtout dans les marinades de la chair animale : vinaigre de vin rouge pour les viandes rouges et vinaigre de vin blanc pour les viandes blanches et les poissons. On laisse typiquement mariner du poisson lorsqu'on veut le manger cru. Par exemple les anchois, les maquereaux ou les sardines ont été laissés reposer dans une marinade à base de vinaigre blanc, d'huile, de plusieurs herbes et épices pendant une journée avant d'être dégustés crus. Pour faire une marinade on mélange du vinaigre avec en général de l'huile (le plus souvent d'olive) ainsi que des herbes, des légumes ou des épices les plus variées. On peut composer une marinade avec des échalotes, de l'oignon, du sel, du poivre, des clous de girofle, de l'ail, du sucre, du miel, du thym, du basilic, de la menthe, du laurier, du persil, des carottes...

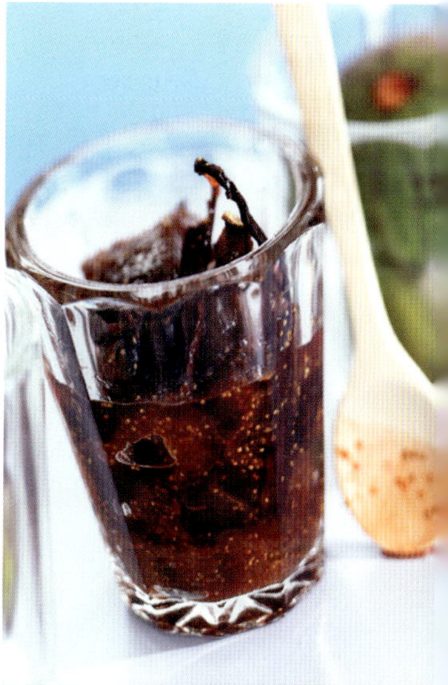

Exemple de marinade pour de la viande rouge

- 10 cl de vinaigre de vin rouge
- 10 cl d'huile d'olive de première pression à froid
- 2 baies de genièvre
- 4 à 6 branches de thym
- Sel marin
- Poivre du moulin

Mélangez tous les ingrédients dans un bol et versez-les sur les morceaux de viande. Mélangez afin que toutes les parties de la viande soient imbibées de la marinade. Couvrez et faites mariner au réfrigérateur pendant quelques heures. Sortez, égouttez la viande et faites-la cuire avec des légumes. Elle sera bien plus tendre et goûteuse.

LE VINAIGRE ET LA SANTÉ

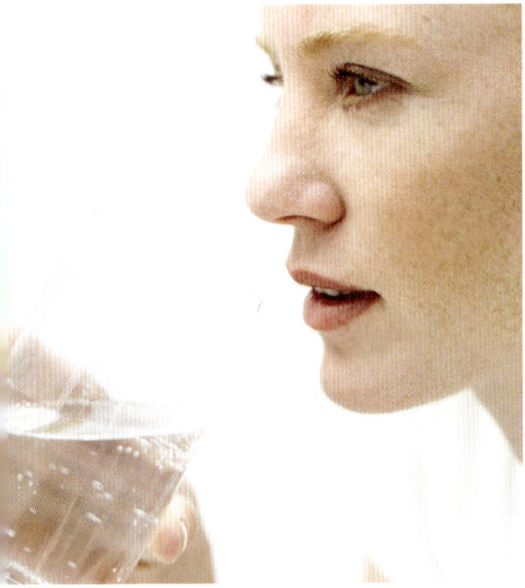

Le vinaigre est utilisé depuis très longtemps pour traiter les petits bobos du quotidien. Il trouve donc sa place d'excellence dans les « remèdes de grand-mère » et dans les conseils issus de la médecine populaire.

Dans les temps passés en effet, tout le monde possédait du vinaigre et les gens avaient l'habitude de produire le leur, dont la variété dépendait de ce que la nature pouvait offrir. Un grand nombre de vinaigres était donc à disposition et les gens utilisaient indifféremment du vinaigre de cidre, de vin, de miel..., qui était de qualité et produit de façon naturelle. Aujourd'hui la plupart d'entre nous achète son vinaigre dans le commerce. Lorsque vous utilisez du vinaigre à des fins thérapeutiques, prenez garde à vos achats. Choisissez toujours des vinaigres de grande qualité, de préférence issus de l'agriculture biologique ou produits de façon artisanale. Évitez les vinaigres industriels à bas prix qui ne contiennent plus les principes actifs, bénéfiques pour notre organisme.

Parmi les différents types de vinaigre, celui qui est le plus utilisé à des fins thérapeutiques est incontestablement le vinaigre de cidre (voir chapitre sur le vinaigre de cidre). Issu des pommes (n'oublions pas que la pomme est considérée comme un fruit-santé), ce vinaigre possède beaucoup d'éléments nutritionnels présents dans les fruits. Pas très acide, il est de plus toléré même par les estomacs les plus sensibles. Longtemps considéré comme un véritable élixir de santé, le vinaigre de cidre est donc à privilégier en particulier dans les traitements par voie interne et pour les cures.

En règle générale, le vinaigre est intéressant car il désinfecte, il tue les bactéries, il apporte une grande quantité de minéraux et d'oligo-éléments, il est un bon antioxydant et favorise l'élimination.

Comment utiliser le vinaigre

Lorsqu'on boit du vinaigre, il faut toujours le diluer dans de l'eau à cause de son goût prononcé et de son acidité qui agresse. La quantité de vinaigre à avaler est variable selon la tolérance de chaque individu et ses besoins. Normalement on conseille d' une cuillerée à café à une cuillerée à soupe de vinaigre dans une grande tasse (ou verre) d'eau. Les quantités données ci-dessous sont indicatives et doivent s'ajuster selon les caractéristiques de chacun.

Lorsque vous faites une compresse que vous appliquez directement sur la peau, comptez environ 50% de vinaigre et 50% d'eau.

Dans le bain, les dosages ne sont pas très précis. Ils dépendent encore de chaque personne et du besoin. On conseille d'habitude d'ajouter une tasse (ou un verre) de vinaigre dans l'eau du bain.

Pour faire des gargarismes, diluez une à deux cuillerées à soupe de vinaigre dans un verre d'eau (les quantités sont toujours indicatives, car cela dépend de la taille du verre, de la personne et de la nature du problème à traiter).

Attention !

Tous les remèdes ci-après décrits sont issus de la tradition populaire et utilisés depuis de très nombreuses années dans différents pays. Cependant, ils ne remplacent en aucun cas l'avis d'un médecin ni ne prétendent remplacer l'utilisation d'un médicament prescrit. Ces usages ne peuvent pas se substituer à la médecine conventionnelle. Ils témoignent de plusieurs façons de se soigner que différents peuples ont utilisé au fil du temps et qui sont parvenues jusqu'à nous. Cependant on peut penser que s'ils ont traversé les siècles, c'est que ces remèdes ont fait leurs preuves et ont soulagé un certain nombre de personnes.

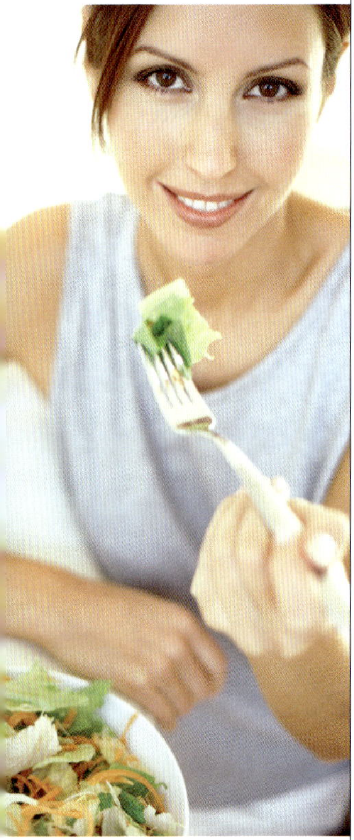

Les grands points forts du vinaigre pour la santé

La « cure de nettoyage »

Par « cure de nettoyage», on entend, selon les critères propres à la naturopathie, une cure qui permet à l'organisme d'éliminer la surcharge des toxines. Elle se pratique pour une période de 3 semaines pendant lesquelles il faut pratiquer une alimentation saine, basée principalement sur des légumes, des fruits, des céréales complètes, du poisson, des légumineuses, des œufs et de la viande,cuisinés sans sauces ni fritures. La prise alimentaire doit être légère (de préférence dissociée, c'est-à-dire les protéines à un repas et les glucides à un autre) pour favoriser les temps de digestion et donc d'élimination. Pendant cette période le vinaigre, lorsqu'il est consommé régulièrement, peut aider le processus d'élimination. Buvez tous les matins, au réveil et à jeun, une cuillerée à café de vinaigre de cidre dans un verre d'eau. La cure se pratique en cas de besoin ou traditionnellement en prévention lors des changements de saison au printemps et à l'automne.

Pour se désaltérer pendant la saison chaude

Lorsque les températures grimpent et que l'atmosphère devient difficilement supportable, le vinaigre constitue une bonne façon de se désaltérer et de combattre la sensation de chaleur. Ajoutez alors une cuillerée à café d'un bon vinaigre de vin dans un grand verre d'eau (l'eau ne doit jamais être glacée, même s'il fait chaud). Buvez lentement.

Comme minéralisant

Le vinaigre de cidre est particulièrement connu pour sa richesse en substances nutritives importantes et surtout en minéraux et oligo-éléments. Il est riche en potassium, en phosphore, en magnésium, en calcium, en fer, en soufre, en fluor, en silicium ... Ce vinaigre assure donc un apport en minéraux lorsqu'il est consommé régulièrement.
Prenez une cuillerée à soupe de vinaigre de cidre dilué dans un verre d'eau tous les jours.

Remarque : pour que sa teneur en minéraux soit optimum, le vinaigre doit être élaboré de façon artisanale. Évitez les vinaigres de cidre industriels de basse qualité et ceux qui sont pasteurisés.

Contre la nervosité et pour favoriser le sommeil

Dans la tradition populaire le vinaigre a la réputation de calmer les nerfs et de favoriser le sommeil.
Pour profiter de sa vertu calmante, il est conseillé d'en prendre le soir. Buvez un verre d'eau avec une cuillerée à soupe de vinaigre adoucie d'un peu de miel, une heure environ avant d'aller vous coucher.
Alternativement, prenez le soir un bain chaud dans lequel vous aurez versé une bonne tasse de vinaigre de cidre. Vous pouvez parfumer votre bain avec quelques gouttes d'huile essentielle de lavande dont le pouvoir calmant va s'additionner à celui du vinaigre. Restez une vingtaine de minutes dans votre bain (pas trop chaud), essuyez-vous et détendez-vous avant d'aller vous coucher.
Le vinaigre peut également servir à tout moment de la journée en cas de stress ou de besoin.

Pour améliorer l'absorption des minéraux

Grâce à sa richesse en nutriments, le vinaigre est un allié pour notre santé. Une prise régulière de vinaigre de cidre permettrait à notre organisme d'améliorer l'absorption d'importants minéraux comme le calcium et le fer. Les femmes ne devraient pas l'oublier spécialement pendant la période de leurs règles et celle da la ménopause.

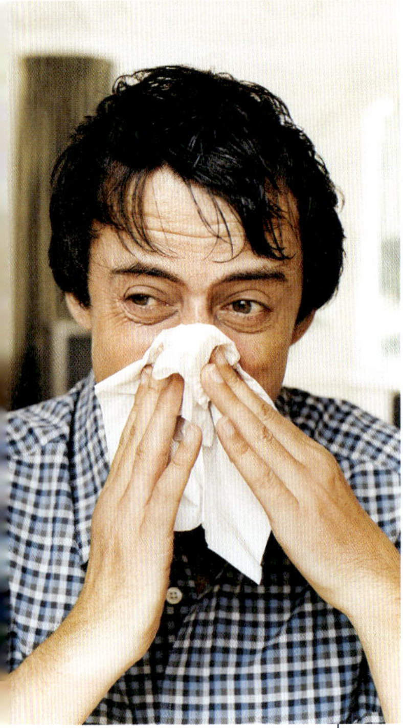

Le vinaigre, un compagnon pendant la saison froide

Pour prévenir un rhume

Lorsque votre entourage est enrhumé ou à la période pendant laquelle vous savez que normalement vous vous enrhumez, faites une cure préventive de vinaigre de cidre. Prenez un verre d'eau avec une cuillerée à soupe de vinaigre de cidre et une cuillerée à café de miel tous les matins pendant environ 3 semaines avant la période dans laquelle vous tombez malade et pendant 2 semaines après cette date. Vous pouvez ajouter à la préparation une pincée de cannelle ou un peu de gingembre en poudre.

Pour soulager un rhume

Le vinaigre de cidre associé à l'huile essentielle d'eucalyptus aide à soulager un peu les désagréments d'un rhume en facilitant la respiration. Il suffit de les utiliser en inhalation.
Faites chauffer de l'eau et versez-la dans une bassine. Ajoutez 2 gouttes d'huile essentielle d'eucalyptus et 2 cuillerées à soupe de vinaigre de cidre. Penchez votre tête sur la bassine (pas trop prêt pour ne pas vous brûler) et couvrez-la à l'aide d'une serviette. Respirez ainsi les vapeurs qui montent vers le visage pendant plusieurs minutes. Répétez l'opération plusieurs fois par jour et surtout le soir avant de vous coucher afin de passer une meilleure nuit.

Pour soulager un mal de gorge

Faites des gargarismes avec de l'eau tiède (¾ du volume) et du vinaigre de cidre (¼ du volume). Pratiquez les gargarismes plusieurs fois par jour (même toutes les heures au début).

En cas de fièvre

En cas de fièvre, imbibez un tissu (du coton ou du lin par exemple) de la grandeur d'un mouchoir dans de l'eau froide dans laquelle vous aurez mis un demi verre de vinaigre. Essorez le mouchoir et placez-le sur le front. Mouillez régulièrement ce tissu dans l'eau vinaigrée, essorez et replacez-le de nouveau sur le front.

Certains préconisent de placer le tissus autour des mollets et de les envelopper dans le but de faire baisser la fièvre. Dans ce cas, prévoyez un tissu plus grand qu'un mouchoir.

D'autres préfèrent envelopper les pieds en suivant le principe précédemment décrit.

Pour renforcer son système immunitaire pendant la saison froide

Pendant l'hiver, il est possible de ressentir une baisse de tonus. Voici une solution simple et très populaire pour renforcer son système immunitaire et remonter la pente. Dans un verre d'eau plate à température ambiante, mélangez ½ cuillerée à soupe de vinaigre de cidre et ½ cuillerée à soupe de miel naturel.

Faites une cure d'un mois ou plus selon les besoins.

Comme tonique pendant la saison froide

Une prise régulière de vinaigre de cidre permet de retrouver du tonus lorsqu'on en a besoin, en particulier pendant les moments les plus difficiles de l'année, comme l'hiver. En suivant l'exemple des Anciens soldats romains qui buvaient du vinaigre et de l'eau pour retrouver leurs forces, prenez ce mélange l'hiver. Tous les matins, buvez un verre d'eau dans laquelle vous aurez ajouté une petite cuillerée à soupe de vinaigre de cidre et une à deux cuillerées à café de bon miel artisanal ou biologique.

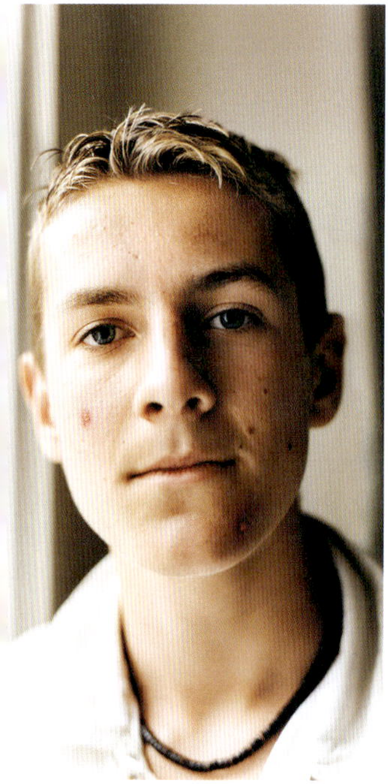

Le vinaigre pour les problèmes de peau

Le pH du vinaigre ressemble fortement à celui de la peau. Pour cette raison il est souvent utilisé pour traiter les petits problèmes liés à la peau. De plus, il la désinfecte et possède un effet calmant contre les démangeaisons.

Contre les piqûres d'un moustique

Frottez la partie de la peau intéressée par la piqûre avec du vinaigre pur ou du vinaigre mélangé avec du jus de citron.

Contre les piqûres d'abeille

Retirez d'abord le dard de l'insecte si besoin. Appliquez ensuite une compresse de vinaigre. Imbibez un morceau de tissu de coton dans du vinaigre et placez-le sur la piqûre.

Contre les piqûres d'ortie

Lorsqu'on se frotte contre des orties, la sensation de brûlure est immédiate. Versez du vinaigre sur la partie touchée et laissez agir pour calmer la brûlure.

En cas de brûlures causées par les méduses

Pour calmer un peu la sensation de brûlure provoquée par le contact avec une méduse, appliquez sur la partie touchée un mélange de vinaigre et eau (en parties égales).

En cas d'herpès

Pour combattre l'herpès, appliqué du vinaigre de cidre sur les boutons. Vous pouvez également en faire des compresses.

En cas d'acné

Il est souvent difficile de trouver un traitement efficace contre l'acné, car les peaux ne réagissent pas de la même manière aux différents remèdes. Le vinaigre fait partie des remèdes naturels qu'on utilise traditionnellement pour traiter l'acné. Il désinfecte la peau et réduit le sébum en excès.
Appliquez un mélange de vinaigre et eau sur les parties de la peau intéressées. Laissez agir une dizaine de minutes et rincez. Répétez l'opération tous les jours.
Conseil : vous pouvez alterner le traitement au vinaigre avec du citron (pur ou dilué en fonction de la sensibilité de la peau) qui permet de sécher les boutons.

Pour calmer les démangeaisons

Le vinaigre est très utile en usage externe pour soulager les démangeaisons de la peau. Lorsque le problème est très localisé, il est possible d'appliquer une compresse (un tissu imbibé de vinaigre de cidre mélangé avec de l'eau) directement sur la partie intéressée. En revanche, lorsque la démangeaison concerne une vaste partie du corps, il convient de prendre un bain. Versez une grande tasse de vinaigre de cidre dans l'eau du bain chaude et restez dans la baignoire une vingtaine de minutes. Sortez, essuyez-vous et éventuellement appliquez une compresse sur la partie qui vous dérange le plus.

En cas de petits coups de soleil

Lorsque vous avez été trop exposé au soleil et que le soir vous réalisez que vous avez attrapé des petits coups de soleil, soulagez votre peau en prenant des bains avec du vinaigre de cidre (versez une tasse de vinaigre dans l'eau du bain) ou appliquez le vinaigre directement sur la peau après l'avoir mélangé avec un peu d'eau. Lorsque le coup de soleil est très localisé, vous pouvez imbiber un gant de toilette dans de l'eau et du vinaigre, l'essorer légèrement et l'appliquer sur la partie intéressée. Le vinaigre aidera à calmer l'irritation et la sensation de brûlure. Certaines personnes remplacent le vinaigre de cidre par le vinaigre blanc.

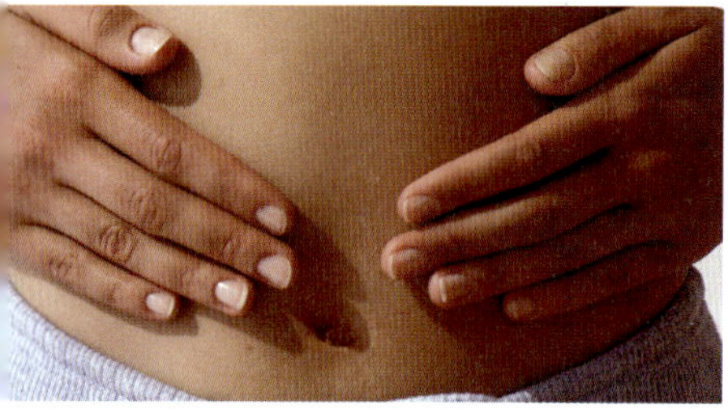

Le vinaigre et la digestion

Pour prévenir l'intoxication alimentaire

Le pouvoir désinfectant du vinaigre permet de réduire les risques d'intoxication alimentaire. Il est en effet conseillé d'ajouter du vinaigre à l'eau de rinçage des légumes pour les désinfecter. Notamment cette mesure est à prendre en particulier lorsqu'on a des doutes sur les conditions d'hygiène ou dans les pays très chauds. Dans ces mêmes cas de figure, il est conseillé d'ajouter un peu de vinaigre à l'eau que l'on boit.

Lorsque l'on souffre de gaz d'estomac

Le vinaigre de cidre permet de combattre la formation des bactéries à l'origine des gaz. Consommez régulièrement du vinaigre de cidre lors de votre repas, en l'utilisant pour vos vinaigrettes. En alternative, diluez une cuillerée à café ou une demi-cuillerée à soupe (selon vos besoins) de vinaigre de cidre dans un verre d'eau et buvez avant le repas.

En cas de digestion lente

Le vinaigre stimule la digestion. Utilisez-le donc lorsque vous souffrez de lenteur digestive. Prenez-en à chaque repas sur vos aliments ou dans un verre d'eau avant les repas.

Pour combattre les brûlures d'estomac ou les reflux gastriques

Lorsque vous souffrez de brûlures d'estomac, pensez à consommer régulièrement du vinaigre de cidre. Prenez un verre d'eau avec 1 à 2 cuillerées à café de vinaigre de cidre avant chaque repas.

Le vinaigre ouvre l'appétit

Selon la médecine populaire, le vinaigre est en mesure d'ouvrir l'appétit (ce qui contraste avec l'idée que le vinaigre serait en mesure de réduire l'appétit lors des régimes amincissants!). Il est donc conseillé de l'intégrer dans les menus des enfants qui manquent d'appétit aux repas.

Le vinaigre pour le squelette et les muscles

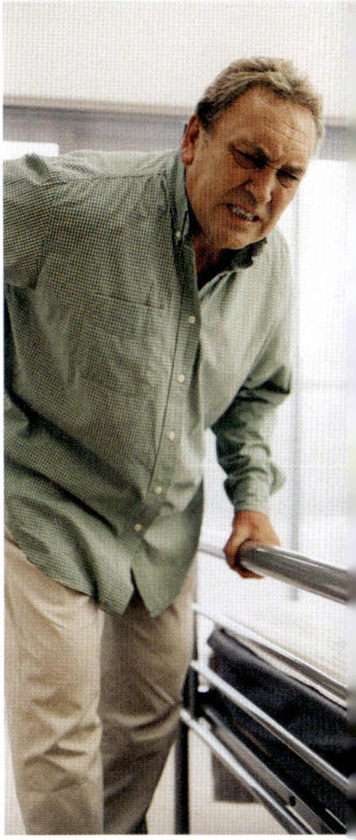

Contre l'arthrite

La richesse en minéraux du vinaigre de cidre est précieuse dans la prévention et le soin de l'arthrite. Une fois l'arthrite installée, le vinaigre aiderait l'élimination des dépôts en soulageant ainsi les douleurs. Il est ainsi également efficace dans la prévention ou pour ralentir le processus de la maladie. Prenez à chaque repas, un verre d'eau dans lequel vous aurez versé une cuillerée à soupe (ou deux selon vos besoin et votre tolérance) de vinaigre de cidre. Pour soulager la douleur, frictionnez vigoureusement la partie intéressée avec du vinaigre. Pour un meilleur résultat, chauffez d'abord la partie douloureuse (en appliquant par exemple de l'eau chaude ou une bouillotte) et frictionnez sur la partie chaude.

Contre la fatigue musculaire

Après une séance de sport intense, prenez un bain chaud pour détendre vos muscles. Ajoutez deux bons verres de vinaigre de cidre dans la baignoire avec une poignée de gros sel. Restez dans la baignoire une vingtaine de minutes, essuyez-vous et relaxez-vous pendant une demi-heure.

Douleurs musculaires

Chauffez la partie douloureuse à l'aide d'une bouillotte ou d'un linge imbibé d'eau chaude et frottez la zone intéressée avec du vinaigre de cidre.

Pour soulager les entorses

Le vinaigre possède la capacité de faire dégonfler. C'est pour cette raison qu'il s'utilise en cas d'entorses. Enveloppez la partie d'un linge imbibé d'eau très chaude et salée. Laissez agir et lorsque la partie est bien chaude, frictionnez délicatement avec du vinaigre de cidre.

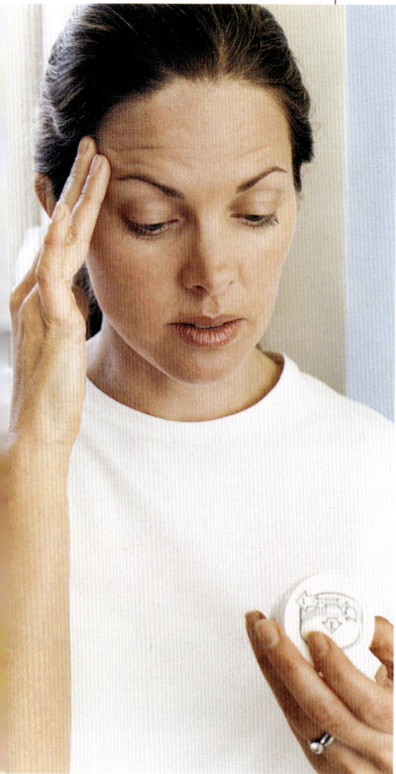

Et encore...

Contre les maux de tête

Pour soulager la douleur provoquée par les maux de tête, appliquez une compresse imbibée de vinaigre dilué dans de l'eau très froide sur le front. Vous pouvez également imbiber le tissu dans du vinaigre pur. Vous pouvez utilisez un mouchoir en coton, que vous plongez dans le liquide, vous l'essorez et vous le mettez sur le front. Gardez le linge une demi-heure environ. Répétez l'opération plusieurs fois jusqu'à soulagement.

Certaines personnes éprouvent du soulagement à leur mal de tête lorsqu'elles respirent les vapeurs du vinaigre. Faites alors une inhalation: faites chauffer de l'eau, versez une petite tasse de vinaigre (plus ou moins selon votre sensibilité) et mettez votre tête au-dessus de la vapeur en faisant attention à ne pas vous brûler. Couvrez votre tête avec une serviette et respirez pendant plusieurs minutes.

Pour combattre les graisses

Le vinaigre de cidre est réputé pour favoriser le processus d'amincissement. Cette vertu n'est pas prouvée scientifiquement. Certainement la prise de vinaigre (dilué dans de l'eau et bu dans des quantités raisonnables) ne peut pas être néfaste et peut parfois aider à perdre du poids -comme plusieurs personnes le témoignent- lorsqu'elle est associée à un régime alimentaire correct et à une activité sportive. Donc si le vinaigre peut être prévu comme soutient dans certains régimes, il doit impérativement être intégré dans un programme d'amincissement plus vaste qui comprend une alimentation adaptée et de l'exercice physique. L'habitude de boire un verre d'eau additionné d'une cuillerée à café de vinaigre permet de réduire chez certaines personnes la sensation d'appétit (d'autres personnes en revanche trouveront que le vinaigre ouvre leur appétit!) et de réduire donc la quantité d'aliments aux repas. Du point de vue logique, le vinaigre ne devrait pas couper l'appétit, vu qu'on lui attribue depuis la nuit des temps des vertus appétissantes. Il devrait plutôt ouvrir l'appétit et favoriser la prise alimentaire. Cependant, comme nous ne réagissons pas tous de la même manière, il se peut bien qu'il agisse comme coupe-faim pour certains!

À la cour du roi

La réputation du vinaigre comme aliment favorisant l'amincissement ne date pas d'aujourd'hui. Il paraît que déjà Madame de Montespan eut recours au vinaigre pour perdre du poids lorsqu'elle constata un manque d'intérêt vis-à-vis de sa personne de la part du roi Louis XIV, dont elle était la favorite. Malheureusement, l'histoire nous raconte qu'elle n'eut aucun succès.

Pour soulager et apporter du confort aux pieds

Pour apporter un soulagement aux pieds fatigués, il suffit de les plonger dans de l'eau additionnée au vinaigre. Remplissez à moitié une bassine d'eau chaude (mais pas brûlante), ajoutez une tasse de vinaigre et une poignée de gros sel. Mélangez et trempez vos pieds jusqu'à ce que l'eau devienne froide. Pour désinfecter les petites égratignures sur vos extrémités inférieures, combattre d'éventuelles démangeaisons ou les champignons qui se forment lorsqu'on porte trop souvent des chaussures de sport, utilisez la même astuce. A la fin du bain, essuyez bien vos pieds et appliquez si besoin est d'avantage de vinaigre de cidre en frottant énergiquement.

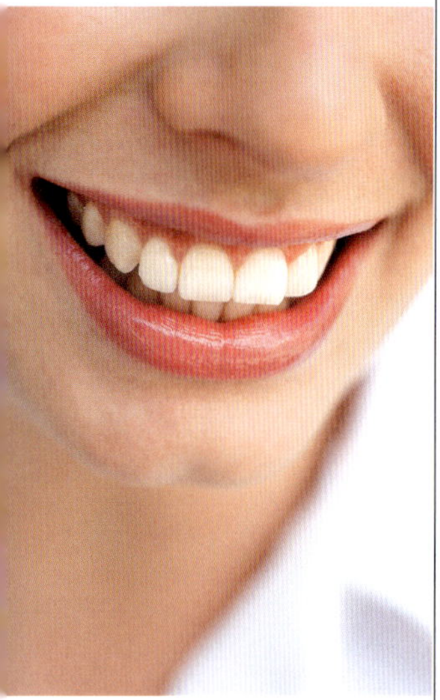

Pour l'hygiène de la bouche

Grâce à ses vertus antiseptiques le vinaigre est un bon remède pour désinfecter toute la cavité buccale. Des bains de bouche au quotidien à base d'eau vinaigrée sont utiles pour prévenir les différents problèmes liés à la prolifération des bactéries. Par ailleurs, des bains réguliers avec de l'eau vinaigrée permettent de combattre la mauvaise haleine car ils combattent les bactéries responsables des mauvaises odeurs. En curatif, les bains de bouche aident en cas d'irritation des gencives et soulagent les sensations de brûlures. Lorsque vous faites des bains de bouche, pensez à diluer un peu de vinaigre dans un verre d'eau. N'utilisez pas le vinaigre pur car lorsqu'il rentre en contact avec les dents, il peut attaquer l'émail si l'opération est répétée plusieurs fois.

Pour fluidifier le sang et stopper les hémorragies

Peut-on à la fois favoriser la fluidité du sang et en même temps arrêter une hémorragie ? Ces deux propriétés figurent dans la liste des vertus du vinaigre ! Par prise interne en effet, le vinaigre est connu pour être un bon fluidifiant sanguin. En application externe, on sait depuis l'Antiquité que le vinaigre favorise la cicatrisation et aide à arrêter l'écoulement du sang. A l'époque on avait l'habitude de traiter les saignements des hémorroïdes par des bains de siège au vinaigre. Encore de nos jours, en appliquant de l'eau avec du vinaigre on peut apporter du soulagement à la partie qui saigne. Lorsque le nez saigne, imbibez un morceau de coton de vinaigre blanc ou de vinaigre de cidre et introduisez-le délicatement dans la narine. Laissez agir quelques minutes, avant de retirer le coton.

Pour régulariser la circulation du sang

Une prise régulière de vinaigre de cidre est recommandée pour réguler la circulation du sang. De plus, grâce à la présence de la pectine dans le vinaigre de cidre, ce dernier est utile pour combattre le cholestérol dans le sang. Lorsque trop de cholestérol est présent dans le sang, il peut y avoir des dépôts de graisses dans les vaisseaux sanguins qui en empêchent la bonne circulation. L'excès de cholestérol est dangereux car il favorise les problèmes cardio-vasculaires.

Pour régulariser le cycle féminin

Lorsque le cycle menstruel est douloureux ou trop abondant, le vinaigre de cidre peut aider. Il est conseillé de prendre une cuillerée à café de vinaigre de cidre dans un verre d'eau avant les repas. Il paraît que le vinaigre permet de réduire le flux et de soulager la douleur (associez des tisanes de sauge, une plante réputée pour soulager la douleur du cycle).

Pour les fesses des bébés

Lorsque les petites fesses des bébés sont un peu rouges, pensez à les rincez avec de l'eau tiède dans laquelle vous aurez mis une cuillerée à café de vinaigre de cidre.

Mal de mer

Il est souvent très difficile de résoudre le problème de ceux qui souffrent du mal des transports ! Dans certains cas (mais hélas pas toujours) le vinaigre peut être une solution. Il faut imbiber un tissu avec du vinaigre de vin et le respirer pendant le trajet.

Pour soulager les intestins

Une prise régulière de vinaigre de cidre sert à prévenir et à combattre les petits désagréments intestinaux. Il serait en effet efficace pour combattre les gaz intestinaux ainsi que le développement des vers qui peuvent y siéger.

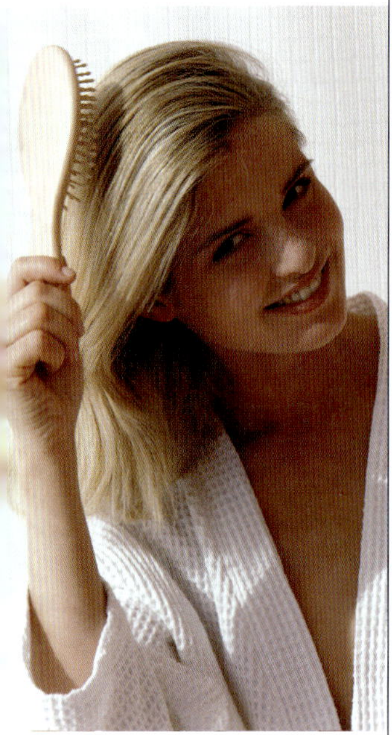

LE VINAIGRE ET LA BEAUTÉ

Les cheveux

Dans la tradition populaire on utilise le vinaigre sur le cuir chevelu depuis toujours. Il désinfecte, élimine les parasites, rend les cheveux plus lumineux, le débarrasse de toute impureté, en facilite la coiffure... Bref, la réputation du vinaigre en tant que « cosmétique » des cheveux a traversé le temps et il nous rend bien service encore de nos jours.

Pour démêler les cheveux

Lorsque vos cheveux sont particulièrement emmêlés, versez un peu de vinaigre blanc dans vos mains et frottez votre chevelure. Laissez agir deux minutes et rincez-les. Vous pourrez par la suite les peigner bien plus facilement.

Pour donner de l'éclat aux cheveux

Le vinaigre est réputé pour faire briller les cheveux. Après votre shampoing, rincez vos cheveux avec de l'eau tiède dans laquelle vous aurez versé 2 à 3 cuillerées à soupe de vinaigre. Votre chevelure sera ainsi bien plus brillante.

Pour une plus grande souplesse

Rincez les cheveux avec de l'eau additionnée du vinaigre (voir recette précédente). Cela permet également d'éliminer toute trace de calcaire présente dans l'eau, ce qui rend les cheveux plus souples et mois électriques.

Précaution

Lorsque vous utilisez le vinaigre sur le visage, en particulier pur, faites attention à ne pas toucher vos yeux, car il les agresse et pique. Si cela vous arrive, rincez abondamment à l'eau froide.

Pour se débarrasser des pellicules

Lorsque vous avez des pellicules, utilisez du vinaigre à chaque lavage. Après avoir lavé vos cheveux, mettez environ un verre de vinaigre dans l'eau de votre dernier rinçage. Massez légèrement le cuir chevelu et répétez l'opération jusqu'à amélioration.

Pour les cheveux gras

Le vinaigre est très utile pour traiter les cheveux gras. Rincez régulièrement vos cheveux avec de l'eau dans laquelle vous aurez ajouté une à deux cuillerées à soupe de vinaigre. De temps en temps, frictionnez vos cheveux avec du vinaigre dilué dans de l'eau chaude. Ensuite pratiquez votre shampooing habituel.

Pour combattre les poux

Les shampoings anti-poux sont soupçonnés d'être toxiques à cause des insecticides qu'ils contiennent pour tuer les bêtes. Ces molécules peuvent être dangereuses car elles passent dans l'organisme à travers la peau du cuir chevelu. De plus, les poux deviennent de plus en plus résistants à ces produits qui sont eux de moins en moins efficaces. La meilleure arme contre les poux reste donc le peigne fin qui utilisé avec persévérance élimine petit à petit les petites bêtes. De plus le vinaigre blanc est efficace pour tuer ces hôtes indésirables. Lavez les cheveux avec du vinaigre blanc, laissez agir environ 5 à 10 minutes, rincez et faites un shampoing pour enlever l'odeur. Après avoir mis le vinaigre, vous pouvez également envelopper la tête avec une serviette bien chaude, laissez agir, rincez et faites le shampoing. Vous pouvez également frictionner le cuir chevelu avec de l'huile essentielle de lavande qui repousse les poux. N'oubliez pas de lavez tous les vêtements, le linge, les draps, car les poux peuvent revenir ! Pour prévenir le retour des poux pendant les moments d'épidémie (surtout dans les écoles), versez sur les cheveux au dernier rinçage de l'eau avec quelques cuillerées à soupe de vinaigre.

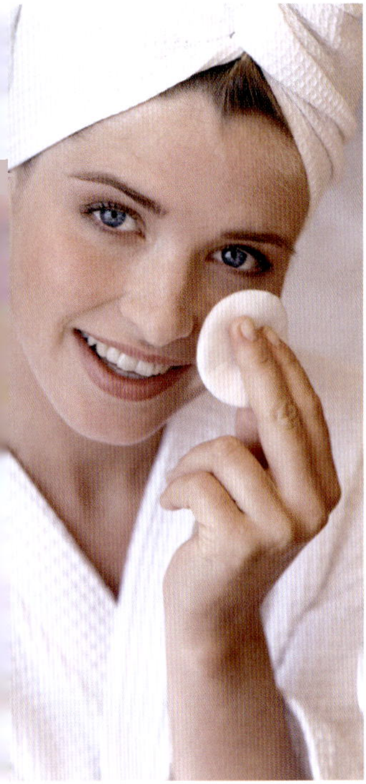

Le vinaigre et la peau

Depuis la nuit des temps, le vinaigre est utilisé par les femmes pour la beauté de leur peau. Encore aujourd'hui le vinaigre trouve sa place parmi les produits de beauté. Son prix est nettement inférieur à bien d'autres produits que l'on trouve dans le commerce! Et son efficacité souvent identique...

Le vinaigre de cidre est celui que l'on recommande en général pour l'utilisation en cosmétique, car il est très souvent bien toléré par la peau. De plus, son pH ressemblant à celui de la peau, il permet à cette dernière de retrouver son équilibre lorsqu'il a été perturbé. Au quotidien, le vinaigre de cidre s'avère donc être de grande utilité pour éliminer les traces de calcaire ou de chlore très souvent présent dans l'eau et qui restent par conséquent sur notre peau pouvant donner des démangeaisons. Lorsqu'on nettoie la peau avec du vinaigre de cidre, il enlève également toute trace de savon qui pourrait rester même après un bon rinçage.

Le vinaigre est également en mesure de bien nettoyer la peau et de bien la tonifier. Riche en minéraux et autres éléments nutritifs, le vinaigre de cidre est un bon antioxydant. Et en ce qui concerne l'odeur de vinaigre? Pas de problème, elle ne va pas rester trop longtemps sur la peau.

Pour qu'il soit efficace, choisissez toujours un vinaigre de cidre de qualité, produit de façon artisanale ou issu de l'agriculture biologique. Il ne doit pas avoir été pasteurisé ni être produit trop rapidement (si le vinaigre n'a pas le temps de fermenter correctement il ne sera pas de qualité).

Pour enlever les résidus de l'eau

Dans l'eau du dernier rinçage du visage, versez une cuillerée à soupe de vinaigre. Rincez votre visage, essuyez et appliquez votre crème habituelle.

Tonifier la peau

Le vinaigre possède la vertu de tonifier la peau. Utilisez-le donc comme lotion astringente, le matin et le soir. Mélangez une cuillerée à café dans un demi-verre d'eau et appliquez sur le visage en évitant le contour des yeux.

Pour les peaux grasses

Le vinaigre possède la capacité de resserrer les pores de la peau. Il est donc précieux pour les peaux grasses. Il faut juste appliquer régulièrement du vinaigre de cidre pur ou dilué (selon votre sensibilité) sur une peau bien nettoyée.

Pour rendre la peau douce

Prenez l'habitude d'appliquer du vinaigre de cidre sur votre peau le soir (et/ou le matin) et à la longue vous constaterez que votre peau devient de plus en plus douce.

Contre le vieillissement de la peau

L'action antioxydante du vinaigre de cidre permet de combattre le vieillissement de la peau dû à l'action des radicaux libres.

Il vaut toujours mieux être prudent...

Lorsque vous ne savez pas comment votre peau va réagir face à l'application du vinaigre de cidre, la sagesse impose d'être prudent. En effet, personne n'est à l'abri d'une intolérance. Ou tout simplement votre peau peut être trop sensible et ne supportant peut-être pas l'acidité du vinaigre, elle pourrait mal réagir. Faites donc un test sur une petite partie de votre visage ou bien sur la peau de votre bras. Au début, mélangez toujours le vinaigre de cidre avec de l'eau pour qu'il soit moins agressif.

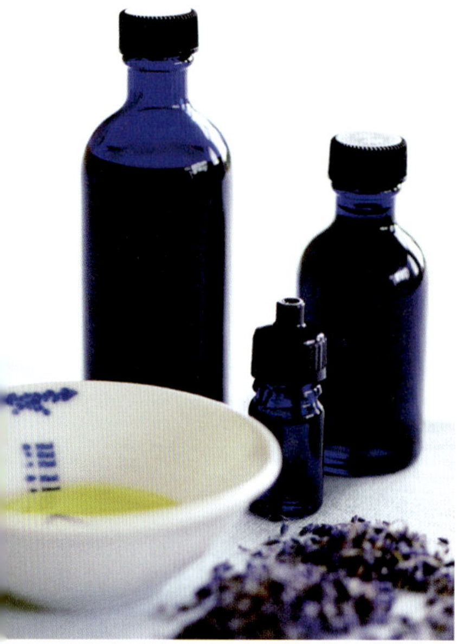

Le vinaigre de toilette

Largement utilisés de la moitié du XIXème siècle jusqu'à la moitié du XXème siècle, les vinaigres de toilette servaient principalement pour les soins et l'adoucissement de la peau. Aujourd'hui le vinaigre de toilette trouve encore son intérêt à cause de notre eau, souvent très calcaire, qui tend à fragiliser à la longue notre peau.

L'utilisation d'un vinaigre de toilette permet d'adoucir la peau et de la désinfecter surtout lorsqu'il y a des boutons. Il convient sans problème aux peaux sensibles et également aux peaux grasses car il est en mesure de resserrer les pores.

Utilisez le vinaigre de toilette tous les jours en qualité de tonifiant pour nettoyer la peau et lui donner du tonus.
Pour adoucir votre peau, versez une tasse de vinaigre de toilette dans l'eau de votre bain. Restez dans la baignoire une vingtaine de minutes.

Comment faire un vinaigre de toilette à la lavande

Il est possible de fabriquer des vinaigres de toilette à la maison en faisant macérer des plantes ou des fleurs dans du vinaigre de cidre.
Pour confectionner du vinaigre de toilette à la lavande, il faut prévoir 50 à 70g de fleurs de lavande (les fleurs pèsent plus lorsqu'elles sont fraîches et moins si elles sont séchées) et environ un litre de vinaigre de cidre. Mettez les fleurs de lavande dans un bocal et couvrez-les de vinaigre. Fermez hermétiquement et placez le bocal à l'abri de la lumière pendant environ 3 semaines. Secouez de temps en temps le bocal. Filtrez et placez le liquide dans un beau flacon bien propre.

Vous pouvez réaliser des vinaigres de toilette avec d'autres plantes ou fleurs, comme la menthe, la sauge, la verveine, le romarin, la mélisse, l'œillet...et bien évidemment toutes les variétés de rose pour en faire du vinaigre rosat.
Il est possible de réaliser un vinaigre de toilette en remplaçant les plantes par quelques gouttes de leurs huiles essentielles ou par un peu d'hydrolat (ou eau florale).

Le vinaigre rosat

Largement utilisé dans le passé, le vinaigre rosat servait à se parfumer à une époque où on n'avait pas l'habitude de se laver régulièrement. Il rendait également service, car lorsque les femmes perdaient leurs esprits ou souffraient de vertiges on leur faisait renifler un flacon rempli de vinaigre rosat. Cet élixir n'est rien d'autre qu'un vinaigre à base de pétales de roses aux propriétés astringentes et rafraichissantes. Il s'utilise encore comme lotion après-rasage pour les hommes et pour adoucir la peau des visages des femmes. Ce vinaigre n'adoucit pas seulement la peau du visage mais également celle du corps. Pour ce faire, versez une tasse de vinaigre dans l'eau de votre bain.

Remarque: rien ne vous empêche d'utiliser votre vinaigre rosat pour la préparation de quelques bons plats en cuisine ! Par exemple il remplace à merveille le vinaigre dans les vinaigrettes.

Préparation du vinaigre rosat

50 g de pétales de roses (non traitées)
50 ml de vinaigre
Ôtez la partie blanche à la base des pétales.
Laissez-les sécher un jour dans un endroit aéré et sans lumière.
Placez les pétales dans un bocal propre. Faites chauffer le vinaigre et versez-le sur les pétales.
Fermez hermétiquement le bocal et laissez macérer environ une vingtaine de jours dans un endroit à l'abri de la lumière.
Filtrez et versez dans un flacon à fermeture hermétique.

LE VINAIGRE DANS LA MAISON

Dans un souci d'écologie, de plus en plus de personnes ont recours au vinaigre pour accomplir un grand nombre de tâches ménagères. En effet, le vinaigre blanc est l'un des produits phares que l'on peut utiliser pour nettoyer toute la maison, du sol au plafond et de la cave au grenier!

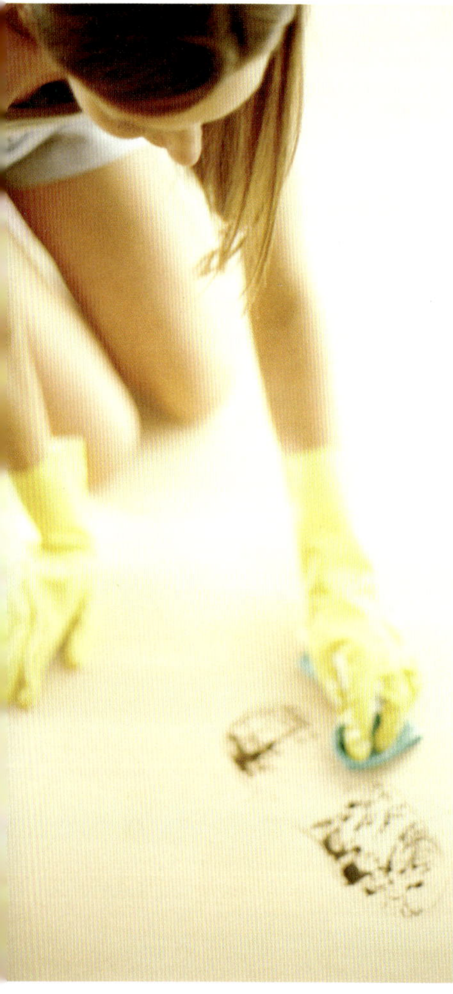

Ses propriétés sont nombreuses : il sert à éliminer le calcaire, il désinfecte, il fait briller le verre, il aide à enlever les taches, il fixe les couleurs sur les tissus et il éloigne même les insectes indésirables ! De plus, le vinaigre est un produit écologique, car il est biodégradable et donc non toxique pour l'environnement. Et au niveau économique, il ne coûte pas cher, en tout cas bien moins cher que la plupart des produits pour le ménage. Et ce n'est pas tout. Il est multifonction, c'est-à-dire qu'il sert à accomplir de très nombreuses tâches. Vous n'aurez donc plus besoin d'avoir beaucoup de flacons dans votre placard pour faire le ménage. Que demander de plus?

C'est pour toutes ces raisons que le vinaigre d'alcool ne devrait pas manquer dans l'armoire à produits ménagers.

Quel vinaigre utiliser pour le ménage ?

Pour les tâches ménagères, il n'est pas nécessaire d'utiliser des vinaigres très chers! Le vinaigre blanc ou vinaigre d'alcool, celui qui est vendu à très bon marché et que l'on trouve dans tous les petites ou grandes surfaces dans les rayons ménage ou avec les vinaigres pour la cuisine, sera parfait et il pourra être utilisé pur ou dilué dans de l'eau. Le plus souvent, il se trouve dans les rayons conditionnés dans des bouteilles en plastique d'un litre. Parfois on le trouve dans des petits bidons en plastique de 5 litres, dont le prix est plus avantageux. N'hésitez donc pas à le prendre en quantité pour le répartir à la maison en plusieurs bouteilles ou flacons avec vaporisateur. Lorsqu'il est chauffé, le vinaigre blanc est plus performant et arrive à vaincre les taches les plus résistantes. N'hésitez donc pas à le faire chauffer avant de l'utiliser. Évitez cependant de respirer les vapeurs qui montent pendant le chauffage car elles sont particulièrement fortes et peuvent irriter les sujets les plus sensibles.

Le vinaigre d'alcool : le générique des produits d'entretien

Grâce à toutes ses fonctions, le vinaigre d'alcool remplace un grand nombre de produits dits « spécialisés » pour les différentes tâches ménagères. A l'heure de l'économie et de l'écologie, il est temps de réfléchir et de se demander si nous avons véritablement besoin de toute cette panoplie de produits et de cet «arsenal» chimique sous notre évier. Le vinaigre d'alcool vient en effet à notre secours dans la plupart des cas.

Les utilisations les plus fréquentes du vinaigre dans les tâches ménagères

Le vinaigre nettoie presque toutes les surfaces de la maison.
Le vinaigre possède une action anticalcaire importante.
Le vinaigre sert à désodoriser et à nettoyer les canalisations.
Le vinaigre s'utilise en qualité de désinfectant dans toute la maison.
Le vinaigre sert à désodoriser.
Le vinaigre éloigne les petites bêtes, les animaux et les insectes.
Le vinaigre fixe les couleurs sur les tissus et les assouplit.
Le vinaigre sert à enlever les taches sur les tissus et les tapis.
Le vinaigre sert à nettoyer et faire briller l'argenterie et bien d'autres métaux.

Peut-on parfumer le vinaigre blanc?

Beaucoup d'entre nous n'aiment pas l'odeur piquante et soutenue du vinaigre blanc. En particulier, lorsqu'on fait le ménage, il peut devenir fortement désagréable si on le respire pendant longtemps. Il existe une solution très simple pour parfumer agréablement le vinaigre blanc. Il suffit de verser quelques gouttes d'huiles essentielles dans la bouteille, secouez et utilisez. Pour un litre de vinaigre comptez environ une dizaine de gouttes d'huiles essentielles. Vous pouvez parfumer le vinaigre avec l'huile essentielle de menthe ou d'eucalyptus pour les toilettes et la salle de bain. En revanche, préférez l'huile essentielle de citron ou de pamplemousse pour la cuisine.
Vous pouvez également parfumer le vinaigre blanc en laissant infuser dans la bouteille des fleurs séchées (par exemple de la lavande), des épices (par exemple des bâtons de cannelle) ou le zeste des agrumes (par exemple les zestes de citron) pendant environ une semaine. Filtrez ensuite et utilisez le vinaigre parfumé.

Le plus : Un nettoyage encore plus performant
L'union des huiles essentielles ne sert pas simplement à laisser une bonne odeur après le ménage. Ayant des propriétés antivirales et antimicrobiennes, les huiles essentielles désinfectent et participent au maintien de la propreté et de l'hygiène dans toute la maison.

Vinaigre et bicarbonate de soude: le duo de force

Lorsqu'on associe le vinaigre blanc au bicarbonate de soude, on obtient une réaction chimique qui mousse. Il s'agit d'un mélange qui n'est pas dangereux, et qui peut au contraire augmenter l'efficacité du nettoyage. Ensemble ces deux produits viennent souvent à bout des taches résistantes et sont souvent utilisés pour entretenir les canalisations.

Le vinaigre agit efficacement contre le tartre

Même s'il n'est pas trop visible à l'œil nu, le tartre est présent dans les éviers, les lavabos et les sanitaires de toutes les maisons. Il se forme à cause du calcaire présent dans l'eau et dont la quantité est variable en fonction de la commune

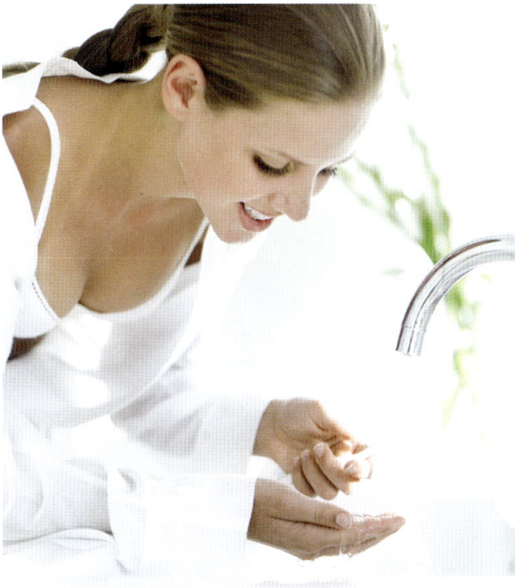

dans laquelle on vit. Ce calcaire se combinant au magnésium, il se dépose au passage de l'eau et forme le tartre qui à la longue peut obstruer les canalisations et endommager les appareils électroménagers (comme la machine lave-linge, la machine lave-vaisselle, la bouilloire, le fer à repasser à vapeur...). Comment savoir si vous avez du tartre chez vous ? Il vous suffit de regarder si vous avez des traces grisâtres sur les lavabos, les sanitaires, les pommeaux de la douche, la vaisselle... Vous saurez ainsi si et approximativement combien de tartre vous devrez combattre tous les jours. Le vinaigre possède la capacité d'éliminer le tartre qui peut également, abîmer notre peau et notre linge. Il suffit de traiter régulièrement les parties atteintes avec du vinaigre pur ou mélangé à l'eau selon la nature des surfaces et l'importance du dépôt.

Le vinaigre pour désinfecter la maison

Le pouvoir antibactérien du vinaigre est très utile dans une maison. Il suffit en effet de le mélanger -plus ou moins abondamment- dans de l'eau chaude pour désinfecter toutes les surfaces. Il est donc très pratique surtout lorsque vous avez des enfants en bas âge, des personnes malades, des personnes âgées ou des animaux à la maison. Rincez les sols à l'eau vinaigrée après les avoir lavés, ainsi que les jouets que vos enfants mettent si souvent à la bouche, rincez les couverts utilisés par une personne malade et contagieuse, laver les serviettes d'un malade, rincez la balle de votre chien... Voilà une partie des mille façons d'utiliser le vinaigre comme désinfectant au quotidien.

Dans la salle de bain

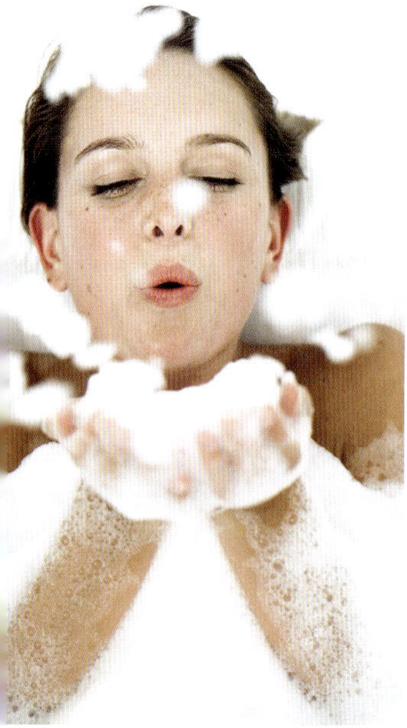

Pour la douche, la baignoire, le lavabo

Pour blanchir, nettoyer et enlever le calcaire de vos sanitaires, lavez tout avec du vinaigre blanc. Mélangez de l'eau bouillante avec du vinaigre et frottez les parties à nettoyer: le carrelage et la robinetterie. Rincez et essuyez pour éviter la formation de taches. Pour éliminer la saleté en profondeur, mélangez le vinaigre blanc avec du bicarbonate de soude (par exemple un verre de vinaigre et deux cuillerées à soupe de bicarbonate de soude). Laissez agir une heure et frottez.

La robinetterie

Pour faire briller la robinetterie, frottez-la avec un chiffon imbibé de vinaigre. Comme ce dernier est plus efficace lorsqu'il est chaud, faites-le chauffer un peu avant de l'utiliser et frottez les parties concernées qui vont rapidement briller.

Les miroirs

Pour nettoyer de façon pratique les miroirs de la salle de bain, le plus pratique, consiste à mettre du vinaigre blanc dans un vaporisateur, pur ou dilué avec de l'eau. Vaporisez ensuite le liquide sur le miroir et essuyez avec un tissu en microfibres ou du papier de journal.

Les pommes de douche

Souvent les pommes de douche sont pleines de calcaire et se bouchent. Pour bien les nettoyer et les déboucher, faites-les tremper dans un mélange d'un litre d'eau et ¼ de litre de vinaigre blanc. Laissez agir pendant une vingtaine de minutes et rincez soigneusement. Lorsque votre pomme de douche est fixe, mettez le mélange de liquides dans un sac en plastique et accrochez-le à la pomme. Vérifiez que cette dernière soit complètement trempée dans le liquide, serrez et faites un nœud. Laissez agir et décrochez le sac. Rincez à l'aide d'une carafe d'eau et essuyez.

Les carreaux sur les murs et le sol

Pour nettoyer et désinfecter les carreaux en céramique de votre salle de bain, utilisez un mélange fait d'eau (environ 3 parts) et de vinaigre (une part). Mettez ce mélange dans un vaporisateur, aspergez les carreaux et nettoyez à l'aide d'un chiffon en microfibres. Il n'est pas nécessaire de rincer.

Pour prévenir et éliminer les moisissures

Pour prévenir la formation des moisissures et pour les combattre lorsqu'elles sont formées (par exemple dans le bac de votre douche), utilisez du vinaigre blanc pur. Recouvrez bien les taches avec le vinaigre, laissez agir une vingtaine de minutes, puis frottez et rincez. En prévention, lavez régulièrement le bac spécialement dans les recoins avec du vinaigre blanc pur.

Dans les toilettes

- **Pour détartrer les toilettes**

Faites chauffer environ 1,5 litre de vinaigre blanc. Lorsqu'il est frémissant, versez-le dans les toilettes et laissez agir pendant 3 à 4 heures. Frottez ensuite les parois des toilettes avec un balai.

- **Pour nettoyer régulièrement et désodoriser les toilettes**

Faites un mélange avec du bicarbonate de soude et du vinaigre blanc. Saupoudrez les parois des toilettes avec du bicarbonate de soude (comptez environ 3 à 4 cuillerées à soupe) et arrosez avec du vinaigre blanc. Frottez vigoureusement les parois à l'aide d'une brosse. Tirez la chasse d'eau pour rincer. Pratiquez ce nettoyage tous les jours.

Astuce !

Achetez le vinaigre blanc en grande quantité, par exemple dans des bidons de 5 litres. Versez-le ensuite dans des bouteilles d'un litre avec vaporisateur, vous pourrez ainsi avoir une bouteille dans chaque pièce à portée de main (dans la cuisine, dans les toilettes, dans la salle de bain...) et en le vaporisant, vous éviterez les gaspillages.

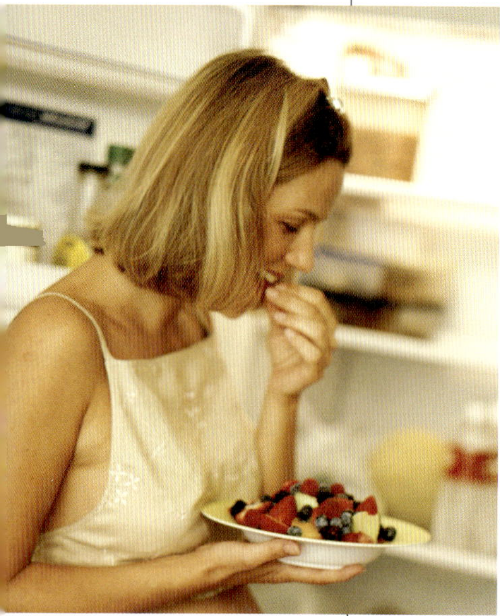

Le vinaigre dans la cuisine

Nettoyer et désinfecter le réfrigérateur

Pour nettoyer en profondeur le réfrigérateur tout en le désinfectant, utilisez du vinaigre blanc chaud. Imbibez un chiffon en microfibres avec du vinaigre blanc chaud. Essorez-le et nettoyez soigneusement toutes les parois internes et externes du réfrigérateur. Si le réfrigérateur est particulièrement sale, nettoyez-le avec votre produit habituel, rincez-le et rincez-le de nouveau avec le vinaigre chaud.

Désodoriser le réfrigérateur

Pour éliminer les mauvaises odeurs qui peuvent se créer dans le réfrigérateur (spécialement s'il reste fermé longtemps), utilisez du vinaigre blanc. Mettez une coupelle pleine de vinaigre blanc à l'intérieur du réfrigérateur et laissez agir pendant plusieurs jours (ou quelques heures selon le besoin). Le vinaigre absorbe les odeurs. Jetez alors le vinaigre (par exemple dans vos toilettes). Vous pouvez accomplir cette opération à titre préventif, lorsque par exemple vous partez en vacances et vous débranchez votre réfrigérateur, placez une coupelle de vinaigre blanc à l'intérieur jusqu'à votre retour.

Le détartrage de la bouilloire

La formation de tartre que l'on trouve dans la bouilloire que l'on utilise pratiquement tous les jours pour faire chauffer de l'eau est inévitable. Il faut donc la détartrer régulièrement, afin d'assurer le bon fonctionnement de l'appareil sans augmenter la quantité d'énergie nécessaire pour chauffer l'eau. Pour un détartrage efficace, faites chauffer ½ l d'eau dans la bouilloire et ajoutez ensuite environ ½ l de vinaigre blanc. Laissez agir 1 à 2 heures, videz la bouilloire et rincez-la soigneusement 2 à 3 fois. Faites chauffer de l'eau que vous jetterez avant d'utiliser de nouveau la bouilloire.

Variante: faites chauffer le vinaigre dans une casserole et versez-le directement dans la bouilloire sans ajouter d'eau. Laissez agir 1 à 2 heures, videz la bouilloire, RINCEZ plusieurs fois et faites bouillir de l'eau que vous jetterez avant d'utiliser de nouveau l'appareil afin d'enlever l'odeur et le goût du vinaigre. Pour un détartrage régulier (1 fois par mois par exemple), versez un verre de vinaigre blanc dans de l'eau. Portez à ébullition, laissez agir 2 heures et rincez.

Le nettoyage des ustensiles pour le thé

Les petits ustensiles que l'on utilise régulièrement pour le thé sont souvent bien tachés. Pour les nettoyer efficacement et sans effort, il faut les tremper au préalable dans du vinaigre blanc. Dans une casserole, versez la quantité de vinaigre blanc nécessaire afin de recouvrir les ustensiles que vous voulez nettoyer. Portez le vinaigre à ébullition et éteignez le feu. Mettez les ustensiles dans le vinaigre chaud. Couvrez et laissez agir 1 à 2 heures. Sortez les ustensiles, les uns après les autres, en les frottant avec un chiffon imbibé d'un peu de vinaigre ou frottez-les avec une brosse. Rincez-les soigneusement et essuyez. La saleté disparaît bien plus facilement et les résultats sont garantis.

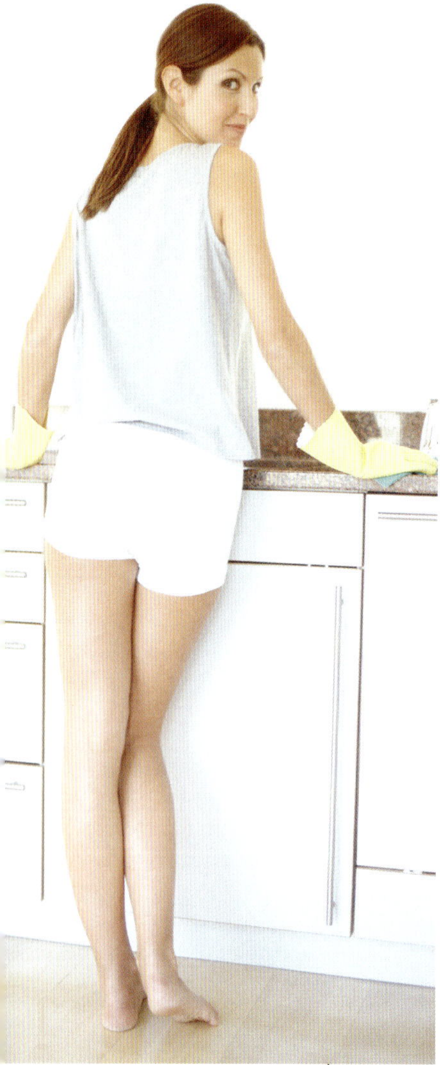

Pour nettoyer le four à micro-ondes

A l'intérieur de votre four à micro -ondes, placez un bol rempli d'eau avec 3 à 4 cuillerées à soupe de vinaigre blanc et 1 cuillerée à soupe de bicarbonate de soude. Faites fonctionner le four pendant environ une minute et demie. Le nettoyage des parois du four est ainsi plus facile. Si votre four est très sale, répétez plusieurs fois l'opération.

Dans le lave-vaisselle à la place du liquide de rinçage

Le vinaigre blanc est un excellent remplaçant du liquide de rinçage que l'on utilise normalement pour la machine à laver la vaisselle. Il suffit de remplir le réservoir conçu à cet effet avec du vinaigre blanc. Non seulement vous utilisez un produit non polluant pour l'environnement, mais il apporte de la brillance à la vaisselle et en particulier aux verres.

Dans le lave-vaisselle à la place des pastilles

Lorsque vous n'avez plus de pastilles ou de liquide pour laver votre vaisselle, pensez à utiliser du vinaigre blanc. Remplissez la place du liquide ou de la pastille avec du vinaigre d'alcool et mettez votre machine en route pour un lavage habituel. Le vinaigre blanc remplace à merveille les autres produits!

Pour nettoyer la hotte

Lorsqu'on cuisine, la hotte aspirante se salit facilement. Pour enlever les traces d'aliments, la graisse mélangée à la poussière, versez du vinaigre blanc sur une éponge mouillée et nettoyez la structure ainsi que les filtres.

Désodoriser votre plan de travail et votre évier

Pour nettoyer et enlever les mauvaises odeurs de votre plan de travail ou de votre évier, versez du vinaigre blanc sur une éponge mouillée avec de l'eau chaude. Saupoudrez le plan de travail de bicarbonate de soude et frottez avec l'éponge. Rincez soigneusement et essuyez.

Pour enlever les taches de votre évier

Lorsque vous avez des taches assez tenaces dans votre évier, faites une pâte avec du bicarbonate de soude (environ 3 parts) et du vinaigre blanc (environ 1 part). Laissez agir quelques heures, puis versez encore un peu de vinaigre et frottez vigoureusement. Rincez à l'eau bien chaude et essuyez. Répétez l'opération si nécessaire.

Pour éliminer les mauvaises odeurs de la cuisson

Après avoir fait des fritures, avoir fait bouillir des choux ou des choux-fleurs, des mauvaises odeurs restent dans la cuisine. D'abord ouvrez les fenêtres dans la cuisine pendant et après la cuisson. Ensuite faites chauffer du vinaigre blanc et laissez-le sur le feu très doux pendant quelques minutes. Les vapeurs du vinaigre vont supprimer les mauvaises odeurs. Éteignez le feu, ouvrez encore les fenêtres pour aérer.

Astuce!

Lorsque vous utilisez le vinaigre chaud pour détacher des objets, ne le jetez pas à la fin de l'opération! Faites-le chauffer de nouveau et versez-le dans les toilettes. Laissez agir 2 heures, frottez les parois et tirez la chasse d'eau. Il servira ainsi à les nettoyer et à enlever le calcaire des canalisations.

Attention au marbre

Lorsque le plan de votre cuisine est en marbre, évitez de le nettoyer avec du vinaigre (surtout lorsqu'il est pur et chaud!), car il peut l'abîmer. Il est conseillé de ne pas mettre de substances acides, comme le vinaigre ou le citron, sur les surfaces en marbre.

Dans toute la maison

Les tâches sur la moquette

Un grand nombre de tâches sur la moquette peuvent disparaître grâce au vinaigre blanc. Il faut verser du vinaigre blanc (un verre) mélangé avec de l'eau chaude (3 verres) et frotter la tache avec un chiffon imbibé de la solution. Lorsque la tâche est partie, rincez bien.

Le vinaigre et les vitres : un grand classique

Le vinaigre blanc est très connu pour faire briller les vitres et les carreaux. Plusieurs solutions peuvent se présenter. Mélangez du vinaigre avec de l'eau froide. Trempez une éponge et lavez les carreaux. Essuyez ensuite à l'aide de papier journal ou d'un chiffon. Diluez du vinaigre avec un peu d'eau dans un vaporisateur et vaporisez le liquide directement sur les carreaux. Nettoyez à l'aide d'un chiffon ou de papier journal.

Pour faire briller le cristal

Lorsque vous voulez faire briller vos verres en cristal, vos carafes ou vos vases à fleurs, lavez-les normalement et rincez-les dans de l'eau chaude (mais non pas bouillante) dans laquelle vous aurez mis un peu de vinaigre blanc. Lorsque vos carafes ou vos vases ont des traces de calcaire, remplissez-les de vinaigre et d'eau et laissez reposer une nuit. Lavez le lendemain et rincez. Si les traces persistent, répétez l'opération et ajoutez du bicarbonate de soude. Si besoin est, frottez avec du bicarbonate de soude avant et après le trempage.

Pour vos lunettes

A la place des lingettes imbibées d'un produit spécialement conçu pour faire briller le verre de vos lunettes, vous pouvez utiliser un produit bien moins cher et plus écologique. Mélangez tout simplement du vinaigre blanc (40%) à de l'eau chaude (60%) et trempez-y les verres. Essuyez et vos verres seront comme neufs !

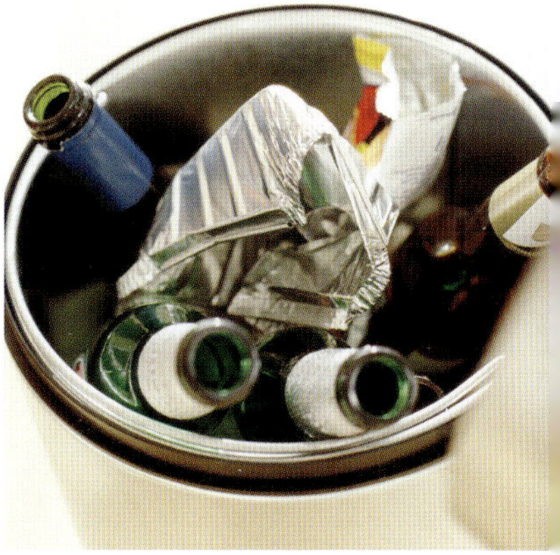

Pour décoller un chewing-gum

Lorsque malheureusement votre enfant a collé son chewing-gum sur le tapis du salon ou sur son pull, décollez-le à l'aide du vinaigre. Imbibez un tissu en coton avec du vinaigre et tamponnez le chewing-gum qui est resté collé. Au bout de quelques moments, vous devriez pouvoir facilement le retirer.

Pour éliminer les mauvaises odeurs d'un placard ou d'une pièce

Remplissez de vinaigre blanc une coupelle plus ou moins grande en fonction de l'aire que vous souhaitez désodoriser. Placez-la dans l'armoire ou dans la pièce que vous choisissez. Laissez agir le temps nécessaire. Souvent une nuit est suffisante pour faire disparaître ou atténuer les mauvaises odeurs. Une fois l'opération terminée, ne gaspillez pas le vinaigre. Jetez-le par exemple dans une canalisation (pour la débucher) ou utilisez-le pour nettoyer vos toilettes.

Attention ! Encore une fois, soyez prudents sur le marbre

Ne mettez pas de vinaigre blanc (surtout s'il est utilisé pur) sur le marbre de votre cheminée. L'utilisation du vinaigre pourrait laisser des tâches. N'employez pas non plus le vinaigre sur votre sol lorsqu'il est en marbre. Faites attention lorsque vous transportez du vinaigre chaud (que vous utilisez par exemple pour nettoyer vos toilettes) au dessus d'un sol en marbre. Si quelques gouttes tombent de votre récipient, elles pourraient laisser des taches difficiles à enlever !

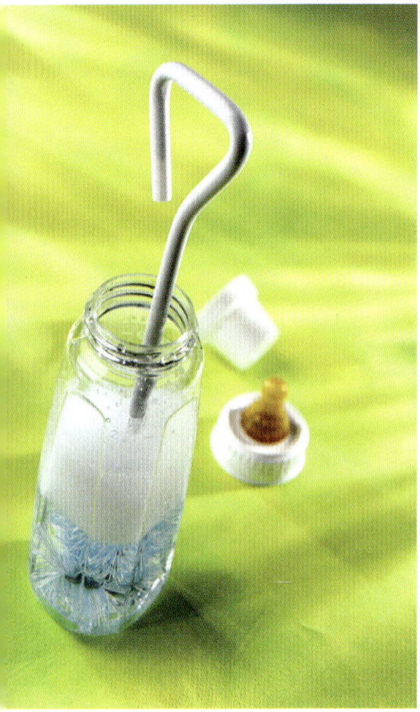

Pour nettoyer et désinfecter les biberons de vos enfants

Pour nettoyer régulièrement les biberons, rincez-les une fois à l'eau vinaigrée, puis rincez-les à l'eau chaude. Pour enlever les taches, faites-les tremper quelques heures dans de l'eau (50%) et du vinaigre (50%), puis rincez à l'eau très chaude.

Nettoyer les pinceaux

Lorsque vous faites des travaux dans la maison, vous pouvez nettoyer les pinceaux dans de l'eau avec du vinaigre. Dans un bocal, mettez de l'eau chaude et un bon verre de vinaigre blanc. Plongez vos pinceaux sales et laissez-les tremper toute la nuit. Le lendemain, rincez-les. Vous aurez bien moins de mal à retirer la peinture qui est restée collée dessus.

Nettoyer les brosses à cheveux

Pour notre hygiène personnelle il est important de nettoyer régulièrement les peignes et les brosses que l'on utilise pour les cheveux. Retirez tous les cheveux qui peuvent rester accrochés, puis immergez-les dans une solution d'eau bien chaude et de vinaigre (50% du volume). Laissez agir une nuit et le lendemain retirez les cheveux qui peuvent encore être restés. Ensuite rincez et faites sécher avant d'utiliser de nouveau votre matériel.

Désodoriser les cendriers

Après avoir vidé et nettoyé les cendriers, vous pouvez enlever l'odeur de tabac à l'aide du vinaigre. Vaporisez du vinaigre blanc dans les cendriers, saupoudrez de bicarbonate de soude et laissez agir quelques heures. Rincez et essuyez.

Nettoyez vos poubelles

Qu'il s'agisse de la petite poubelle de la cuisine ou de la salle de bain ou encore de la grande poubelle pour les ordures d'une maison, nettoyez-la régulièrement avec de l'eau et du vinaigre blanc. Cette opération permet en même temps de la désinfecter et de la désodoriser.

Nettoyer vos éponges et vos chiffons

Pour bien nettoyer les éponges et les chiffons que vous utilisez régulièrement, faites les tremper une nuit dans de l'eau avec un bon verre de vinaigre blanc avant de les laver selon vos habitudes.

Pour nettoyer l'argenterie

Pour faire briller vos objets en argent, le vieux remède consiste à les immerger dans du vinaigre blanc. Laissez agir selon besoin (cela dépend de la saleté cumulée), puis rincez et essuyez.

Pour nettoyer l'acier

Une méthode efficace pour enlever toutes traces de l'acier inoxydable consiste à le nettoyer avec de l'eau gazeuse et du vinaigre blanc. Si c'est nécessaire, vous pouvez y ajouter un peu de bicarbonate de soude.

Pour nettoyer le cuivre

Pour nettoyer le cuivre, frottez-le à l'aide d'un chiffon imbibé d'eau vinaigrée.

Le vinaigre sur les mains

Lorsqu'on fait du ménage avec du vinaigre il n'est pas nécessaire de porter des gants pour protéger la peau des mains. En effet le vinaigre n'abîme pas la peau. Et l'odeur du vinaigre sur les mains? En général, il s'estompe assez rapidement. Cependant si l'odeur de vinaigre vous gène, lavez-vous les mains à l'aide de bicarbonate de soude. Ce dernier neutralisera rapidement l'odeur du vinaigre qui vous gène en laissant vos mains encore plus douces au toucher.

Le vinaigre au service des tissus

Pour détartrer le lave-linge

Comme la plupart des appareils électroménagers, la machine à laver le linge doit être régulièrement entretenue pour éviter que le tartre l'abîme. Faites donc un lavage à vide avec du vinaigre blanc de temps en temps en fonction de la quantité de calcaire de votre eau. Versez environ un litre de vinaigre blanc dans le tambour de la machine et faites un lavage court (évitez l'essorage car vous n'en avez pas besoin).

Pour fixer les couleurs des tissus lors des lavages

Lorsque vous craignez qu'un vêtement déteigne dans la machine, ajoutez un verre de vinaigre blanc pour fixer les couleurs.
Pour les lavages à la main, ajoutez un verre de vinaigre blanc dans l'eau de rinçage du vêtement qui déteint. Le résultat est immédiat, le tissu arrête de laisser couler la couleur.
Lorsque vous avez acheté un vêtement et que vous souhaitez fixer les couleurs, immergez-le dans de l'eau dans laquelle vous aurez mis un ou deux verres de vinaigre blanc. Laissez tremper environ 30 minutes et rincez. Les couleurs devraient ainsi être fixées.

Le vinaigre blanc à la place de l'adoucissant

Le calcaire contenu dans l'eau est responsable du durcissement du linge. Il suffit alors d'ajouter un bouchon doseur de vinaigre blanc dans l'emplacement pour l'adoucissant de votre machine lave-linge. Ce geste simple permet d'obtenir le même effet que celui que vous auriez avec un adoucissant acheté dans le commerce. Le linge est donc plus doux à un prix bien plus modéré.
Comment faire pour parfumer le linge si l'on n'utilise pas d'adoucissant ? Même si le vinaigre blanc ne laisse pas de mauvaise odeur sur le linge, il ne le parfume pas pour autant. Si vous le souhaitez, vous pouvez ajouter deux à quatre gouttes -à doser selon votre sensibilité- d'huile essentielle de lavande, d'eucalyptus, de pin, de mandarine, de citron, de pamplemousse....au vinaigre et vous aurez votre lessive parfumée selon vos goûts.

Pour désinfecter le linge

Lorsque vous avez besoin de désinfecter votre linge, par exemple le linge d'un enfant ou d'un malade, versez du vinaigre dans l'eau de rinçage. Vous pouvez également laisser tremper le linge une à deux heures dans un mélange d'eau et de vinaigre avant de le laver selon vos habitudes.
Ajoutez si vous le souhaitez quelques gouttes d'huile essentielle de pamplemousse, de citron ou de lavande dans l'eau de lavage.

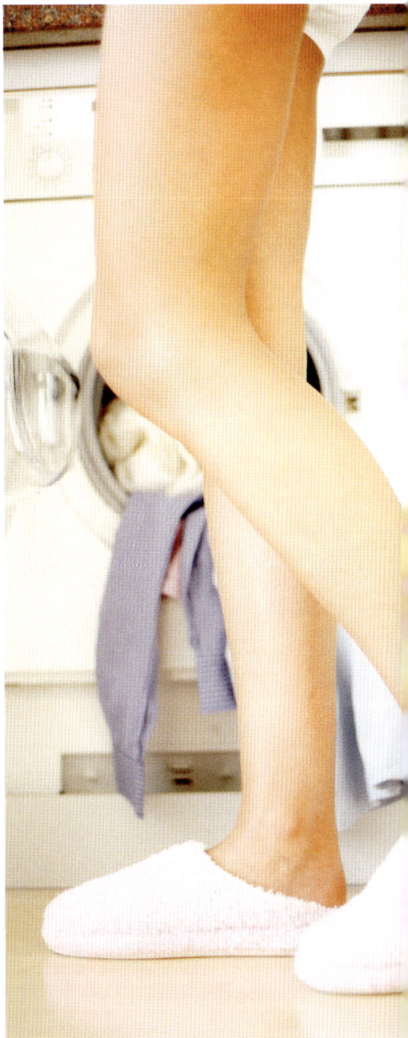

Moisissures sur les tissus

Lorsque vos tissus possèdent des moisissures, trempez-les dans de l'eau chaude (¾ environ) avec du vinaigre blanc (environ ¼). Laissez agir pendant environ une heure, rincez et lavez selon vos habitudes. La quantité de vinaigre et le temps de trempage dépendent de la quantité de salissure.

Pour bien repasser les tissus

Pour éviter que les tissus ne se lustrent pendant le repassage, utilisez un mélange d'eau et de vinaigre. Imbibez un petit morceau de tissu en coton (par exemple un mouchoir) dans un mélange d'eau (environ 60%) et de vinaigre d'alcool (environ 40%). Essorez bien le tissu et posez-le sur le vêtement à repasser. Cette astuce empêchera la chaleur du fer de lustrer le vêtement.

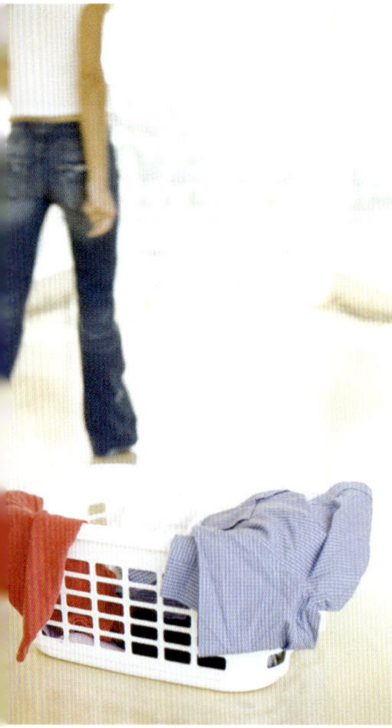

Le vinaigre blanc pour enlever les tâches sur les tissus

Souvent on voudrait avoir le produit miracle pour vaincre toutes les mauvaises tâches. Le vinaigre ne fait pas de miracles, mais il aide franchement lorsqu'on doit détacher un tissu. Par précaution, il est toujours préférable de faire un essai dans un coin pour vérifier que le tissu ne s'abîme pas à cause du vinaigre. Plus efficace pour enlever certaines taches, le vinaigre d'alcool est souvent utile même là où on ne l'attend pas. Comme une tache ne peut pas être identique à une autre, essayez-le sur toutes vos taches.

En règle générale...

Versez du vinaigre, pur ou dilué dans de l'eau, sur la tâche (après avoir fait un essai dans un coin pour vérifier que le tissu ne s'abîme pas), laissez agir pendant environ 30 à 60 minutes. Rincez et lavez ensuite selon vos habitudes le tissu et laissez sécher. Vous pouvez répéter l'opération si la tache persiste.

Les taches d'herbe

Le vinaigre est particulièrement efficace contre les tâches d'herbe. Frottez énergiquement la zone tachée avec du vinaigre. Rincez à l'eau tiède. Répétez l'opération plusieurs fois si nécessaire et lavez ensuite le vêtement selon vos habitudes.

Les taches de rouille

Trempez le tissu taché de rouille dans de l'eau dans laquelle vous aurez mis un bon verre de vinaigre (ou plus si vous avez besoin d'une grande quantité d'eau) et une poignée de gros sel. Laissez agir 30 à 60 minutes. Frottez la tache et lavez normalement.

Les taches de transpiration

Pour enlever les taches (et l'odeur désagréable) que la transpiration laisse malheureusement, surtout au niveau des aisselles, laissez votre chemisier ou votre t-shirt dans de l'eau vinaigrée pendant une nuit entière. Si les taches persistent, répétez l'opération en augmentant la quantité de vinaigre dans l'eau.

Les taches sur les cols des chemises

Pour éliminer les taches des cols des chemises et chemisiers, mouillez-les à l'eau chaude et versez du vinaigre mélangé avec un peu d'eau. Frottez et lavez ensuite normalement. Lorsque les taches sont tenaces, ajoutez du bicarbonate de soude, frottez bien et laissez agir pendant une heure. Rincez et lavez normalement.

Les taches de colle

Pour éliminer des taches de colle d'un tissu ou d'un tapis, frottez la partie concernée avec du vinaigre pur (n'oubliez jamais de faire un test sur un coin de votre tissu au préalable pour vérifier que ce dernier ne s'abime pas). Rincez abondamment à la fin et laissez sécher.

Les taches de vomissement ou d'oubli de votre animal de compagnie

Il arrive assez fréquemment que notre petit animal de compagnie -surtout lorsqu'il est jeune!- s'oublie ou qu'il vomisse sur un tapis de la maison. Pour éliminer efficacement les taches et également les odeurs, nettoyez avec du vinaigre d'alcool et du bicarbonate de soude. Lavez la partie concernée avec de l'eau dans laquelle vous aurez mis une bonne tasse de vinaigre d'alcool. Rincez abondamment et laissez sécher. Saupoudrez ensuite avec du bicarbonate de soude et laissez agir pendant quelques heures. Passez ensuite l'aspirateur pour récupérer le bicarbonate de soude.

Le vinaigre dans le jardin et pour les animaux de compagnie

Pour chasser les mauvaises herbes

Le vinaigre blanc semble être un bon remède pour éliminer les mauvaises herbes de notre chemin. Pour ce faire, arrosez-les à l'aide d'une solution acide. Mélangez 1 litre de vinaigre blanc avec ½ litre d'eau froide. Arrosez ensuite les mauvaises herbes que vous souhaitez faire mourir avec ce mélange.

Pour combattre les parasites

Le vinaigre blanc est efficace pour combattre certains parasites qui infestent les plantes. C'est surtout le cas des pucerons de rosiers. Ajoutez un peu de vinaigre dans l'eau d'arrosage et pulvérisez-la sur les plantes. Vous pouvez également laisser macérer du tabac pendant une nuit dans l'eau avant d'ajouter le vinaigre. Cette dernière solution étant encore plus efficace.

Pour éloigner les animaux

Lorsque des chiens ou des chats ont l'habitude de venir uriner sur votre terrasse ou dans votre cour, versez du vinaigre blanc à l'endroit « menacé ». L'odeur du vinaigre n'étant pas apprécié par les animaux, ils se tiendront à distance. L'opération doit être répétée régulièrement surtout lorsqu'il pleut, jusqu'à ce que l'animal ait perdu l'habitude de s'y rendre.

Pour désinfecter le chenil de votre chien

Lorsque vous lavez le chenil de votre chien, pensez à le désinfecter en le nettoyant avec de l'eau mélangée à du vinaigre blanc. Selon la grandeur du chenil, mélangez de l'eau chaude avec du vinaigre (un grand verre de vinaigre par exemple dans un bon litre d'eau) et du bicarbonate de soude qui va éliminer un peu l'odeur. Lavez le chenil normalement à l'aide de cette solution.

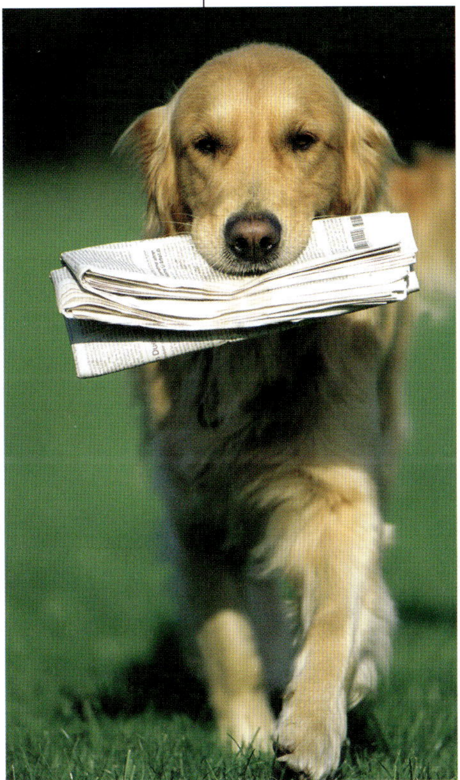

Pour nettoyer et désodoriser la litière

Comme pour le chien, vous pouvez vous occuper de la même manière de la litière de votre chat. Nettoyez-la donc régulièrement avec de l'eau vinaigrée sans oublier le bicarbonate de soude pour éliminer l'odeur. Testez tout de même la compatibilité du vinaigre avec votre animal, car certains chats sont très sensibles aux odeurs et pourraient ne pas supporter celle un peu agressive du vinaigre blanc.

Pour nettoyer toutes les cages des animaux

Vous pouvez nettoyer, désinfecter et désodoriser les cages de n'importe quel animal (des oiseaux aux petits et grands rongeurs) à l'aide d'eau et de vinaigre comme décrit pour le chenil. C'est une solution efficace et non toxique pour l'animal.

Nettoyez tous les « jouets » de votre compagnon domestique

La vie des animaux est souvent rythmée par des moments de jeux avec des petits objets: la petite balle et l'os pour le chien ou la souris en tissu pour le chat, pour ne citer que les plus communs. Lavez-les régulièrement et pensez à bien les frotter avec du vinaigre blanc lorsqu'il s'agit d'objets en plastique ou à les rincer dans de l'eau vinaigrée lorsqu'ils sont en tissu.

Pour dresser votre chat

Lorsque vous ne souhaitez pas que votre chat approche certains endroits de la maison, vaporisez régulièrement cet endroit avec un mélange d'eau et de vinaigre. Vous aurez de fortes chances qu'il se tienne à distance.

En prévention contre les puces des chiens

Les puces et les tiques n'aiment pas le vinaigre. Pour protéger votre animal de compagnie, pensez à appliquer régulièrement une solution d'eau et de vinaigre. Mélangez de l'eau et du vinaigre en parties égales et frottez soigneusement les poils de votre chien de façon à le couvrir uniformément.

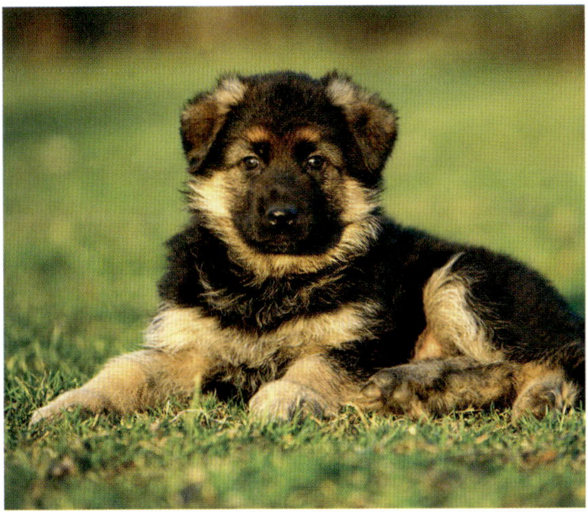

BIBLIOGRAPHIE

Patrick Galant, **Les grands vinaigres de vin**, Éditions Augustins du Trait

Inès Peyret, **Vinaigres à tout faire**, Dauphin Edition

B. Kullengerg, **Les bienfaits du vinaigre de cidre**, Vigot

Nathalie Nagy-Kochmann, **Vinaigres**, Anagramme Editions

Anne Lavédrine, **Les vertus du vinaigre**, Le grand livre du mois

Véronique Meglioli, **Le vinaigre fait maison**, Delville santé

D.C. Jarvis, **Ces vieux remèdes qui guérissent**, Editions Robert Laffont

Dominique Lambert, **le vinaigre balsamique**, Editions Neva

Pamela Sheldon Johns, **Balsamico**, Les éditions de l'Homme

Des sites sur le vinaigre:

http://www.vinaigre.fr
http://www.vinaigreblanc.com/
http://www.apple-cider-vinegar-benefits.com/histoire-du-vinaigre.html
http://www.vinaigremalin.fr/

Musée du vinaigre balsamique
(Museo del balsamico tradizionale)
villa comunale Fabriani
via Roncati 28
41057 Spilamberto (Italie)
info@museodelbalsamicotradizionale.org

Pour retrouver l'auteur: www.buronzo.com

Les titres disponibles chez Alpen Éditions :